预后控制外科

PROGNOSIS CONTROL SURGERY

刘 荣 / 著

刘 渠 纪洪辰 周瑞泉 / 编写助理

科 学 出 版 社

北 京

内 容 简 介

本书共6章，分别从外科风险管理、干预者的决策、干预手段的优化、干预时机的选择、预控外科的核心策略等方面介绍外科风险预控理论。本书的编写，旨在构建外科风险预后控制的理论体系，为外科临床决策提供可行思路、具体方案和技术细节，并与交叉学科结合，探讨其在新时代医疗中的应用前景，对形成外科诊疗的整体观、提高患者预后大有裨益。

本书可以作为广大从事外科领域的临床医师及医学生们学习与参考用书。

图书在版编目（CIP）数据

预后控制外科 / 刘荣著．—北京：科学出版社，2019.6
ISBN 978-7-03-061600-5

Ⅰ．预…　Ⅱ．刘…　Ⅲ．预后—外科学　Ⅳ．R6

中国版本图书馆 CIP 数据核字（2019）第 113317 号

责任编辑：肖　芳 / 责任校对：张怡君
责任印制：肖　兴 / 封面设计：耕者设计

科学出版社 出版
北京东黄城根北街 16 号
邮政编码：100717
http：//www.sciencep.com

中国科学院印刷厂印刷

科学出版社发行　各地新华书店经销

*

2019 年 6 月第　一　版　开本：880 × 1230　A5
2019 年 6 月第一次印刷　印张：8 3/4　插页：2
字数：174 000

定价：88.00 元

（如有印装质量问题，我社负责调换）

序一

随着以互联网、大数据和人工智能为代表的信息技术的逐渐应用，外科已经进入了智能外科时代，三维重建、术中导航和机器人手术更是推动了外科微创化的发展。如何转变医生的传统诊疗观念，如何充分利用先进的智能外科手段，如何能更好地为患者服务是当前亟需解决的问题。

刘荣教授作为国内外肝胆胰微创外科手术的开拓者，不仅在机器人肝胆胰手术数量上世界领先，在手术技术和理念上也有着独到的见解与创新。更难能可贵的是，刘荣教授并不满足于在手术领域的深厚造诣，而是从适应医学科技飞速发展和患者医疗需求不断提高的角度出发，在长期的外科临床实践中提出了预后控制外科理论。

《预后控制外科》从预后控制理论讲起，将外科诊疗过程分为疾病风险、干预者、干预手段和干预时机四大要素，并分别进行了详细阐述。在此基础上，归纳总结出了外科四大核心策略：控血、入路、切除、重建，强调以最小损伤实现患者的最大获益。该著作有着较强的创新性和实用性，克服了传统外科医疗模式的局限性，特别是在当前信息技术和外科手术快速交互发展的今天，有着重要的参考与学习价值。

刘允怡

中国科学院院士

香港中文大学和声书院院长

卓敏外科研究教授

2019 年 4 月 16 日

序二

外科手术在过去的几个世纪里获得了显著的发展，从看似野蛮的方式变成了高度专业化的流程。在世界范围内，每天进行的复杂手术的数量呈指数级增长。确保手术成功的主要原因之一是不断扩大的新技术的适应证。话虽如此，我们应该承认，我们离完美还有很长的路要走，我们还有进一步完善围手术期管理及手术策略的空间，以达到最佳的治疗效果。

人工智能 (AI)、大数据和 3D 打印等技术的迅速发展，很可能对医学的未来产生重大影响。刘荣教授提出的“预后控制外科”概念是一个新颖而令人兴奋的概念，其策略将是在从消除手术风险到患者预后的每一个步骤中利用人工智能，它有可能在外科领域掀起一场革命，就像上个世纪乙醚麻醉在外科领域掀起的革命一样。

本书主要强调运用神经网络、深度学习、大数据、成像系统等技术，对外科疾病进行全程管理，利用医学图像识别与预测、基于三维重建的手术规划、术中导航、远程智能机器人手术系统等方法，促进外科疾病的快速诊断与治疗。本书以控血技术、手术入路选择、切除技术和重建技术四种核心手术策略为基础，实现微创手术的常规化和复杂手术的简单化。

我希望刘荣教授的这本书能够促进外科向着更加个体化和安全化的方向发展。

C. Palanivelu
印度哥印拜陀 GEM 医院院长
胃肠外科教授
2019 年 5 月 21 日

序三

当前，我们生活在一个急剧变化的世界。在我们的外科领域涌现出有很多创新，包括机器人手术、图像导航手术和以人工智能 (AI) 为代表的高信息技术。

前几年，在大公司和初创公司开发智能产品和服务的深度学习科学家还很稀缺。但是近年来，深度学习在计算机视觉、自然语言处理、自动语音识别、强化学习和统计建模等领域的发展突飞猛进，给世界带来了惊喜。有了这些进步，我们现在能够制造自动驾驶汽车、智能应答系统、可穿戴医疗设备等等。然而，对于我们大多数外科医生来说，还不知道机器学习会对外科手术带来怎样的帮助。

刘荣教授的团队基于长期丰富的肝胆胰外科经验，提出了预后控制外科的理论，他们建议通过最佳干预者、干预方法和时机的最佳组合来预先控制疾病风险，以从最小的手术创伤中获得最大的临床效益。这些理论能够充分利用神经网络、深度学习、大数据和成像系统等信息技术来代替传统的决策。

该著作旨在通过对患者预后控制和手术技术的标准化，实现微创手术的规范化和复杂手术的简单化。我希望这本著作能被更多的外科医生所喜爱，拓宽我们对肝胆胰外科的认知、提高手术的安全性。

Jin-Young Jang
亚太肝胆胰协会学术委员会主席
韩国首尔国立大学医院外科系教授
2019 年 4 月 27 日

前言

当前的医疗模式主要包括以干预者经验为主导的经验医学和倚重干预手段选择的循证医学。在传统的经验医学模式中，医生根据自身对疾病的认知和临床经验为患者进行诊治，其医疗质量依赖医生的经验积累和主观决策，诊疗过程的科学性和规范性难以把握，治疗结果和患者预后难以控制。循证医学则强调医疗决策必须以高证据等级的临床研究结果为依据，通过客观证据降低医生的主观因素对于疾病诊疗的影响。但是，循证医学过度重视干预手段的选择而缺乏对干预者的能力和经验的评价，容易造成干预者无法充分掌握某项干预手段的现象。

随着互联网、大数据时代的到来，以人工智能为代表的信息化技术在医疗领域的应用越来越广泛，新的疾病诊疗方法层出不穷，这些新技术诊疗方法给医学带来的不仅仅是单纯的、先进的诊断和治疗方法，还是对诊疗理念的挑战。为了顺应时代和科技的发展，我们提出了“预后控制外科”的新理念。该理念强调以患者的最优预后和最佳结局为主导，充分利用人工智能等信息化技术，减小诊疗过程中的不确定性和诊疗水平的不均衡性，通过客观的干预者评价，选择最恰当的干预手段和干预时机，将疾病风险预先控制在最小范围。我们希望外科干预者们能够将“预后控制外科”理念融入到日常的临床实践中，使每个患者都能得到最及时、最有效的治疗，获得最好的预后效果。同时，随着科技和时代的发展，“预后控制外科”理念也在不断发展完善中。期望广大同仁和各位读者提出建议，对书中不妥之处予以指正。

刘荣
全军肝胆外科研究所所长
中国人民解放军总医院肝胆外二科主任
2019 年 2 月

目录

第 1 章

绪　论

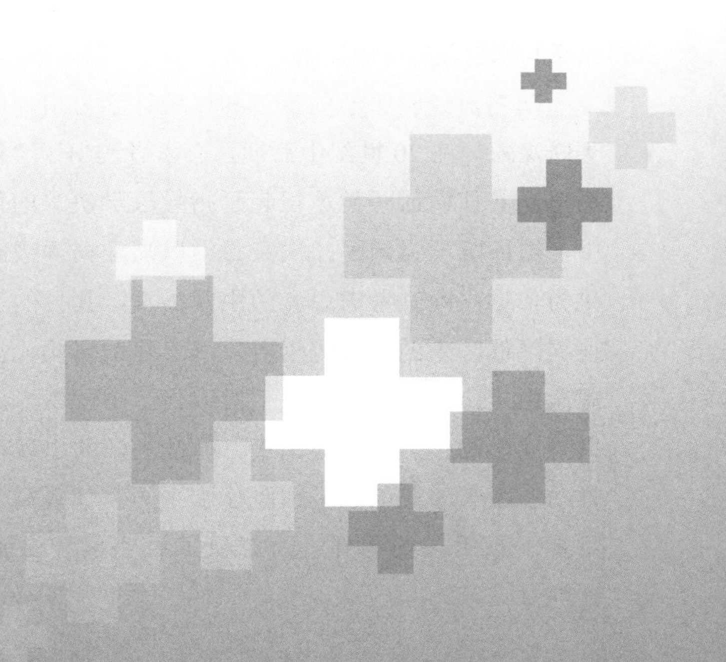

第一节　预后控制外科的提出

传统的医学研究是以经验医学为主，医生根据自己对疾病的认知和非实验性临床经验为患者进行诊治。在这一阶段，医生的能力和经验被认为是影响患者预后的主要因素。经验医学的时代局限性显而易见，其诊治质量过于依赖医生的经验积累和主观实时决策，诊疗过程的科学性和规范性难以把握，治疗结果和患者预后难以控制。

随着对经验医学的反思和以统计学为指导的临床研究的不断深入，在20世纪中后期，有学者提出了“循证医学”的概念，并使循证医学承担起了指导医学决策的任务。在实践中，循证医学强调医疗决策必须以高证据等级的临床研究结果为依据，同时考虑患者的主观需求，其目的在于通过客观证据降低医生的主观因素对疾病诊疗的影响。在循证医学的理念中，诊疗决策和干预手段取代了干预者，成为控制疾病风险并影响预后的主要因素。循证医学的出现在一定程度上推动了医学研究的进步和医疗水平的整体提高，但是其过度重视干预手段的选择，而忽视了对干预者的能力和经验的评价。

随着互联网、大数据时代的到来，以及人工智能等信息科技在医疗领域的应用，先进的疾病诊疗方法层出不穷，以干预者经验为主导的传统医疗和过度倚重干预手段的循证医学受到了新的冲击和挑战。

一、预后控制外科的概念与特征

我们根据当前的医学科技发展形势及现代医学发展方向，提出了“预后控制外科”（简称预控外科）的理念：利用人工智能等信息化技术，预测外科疾病风险，制定合理的干预目标，择优干预者、干预手段、干预时机及其最佳组合，并加以控制，实现预后全程最优，使患者得到最好的结局。预控外科强调在传统医学诊疗方法基础上结合人工智能技术，通过探索干预者、干预手段和干预时机的最佳组合方式来控制外科疾病风险，最终实现患者的最优预后。预控外科理论为新型疾病诊疗策略的制定和患者预后模型的分析提供了关键性思路，构成疾病风险控制理论基本框架。预控外科是将最新的医学发展科技和理念与现有的医学体系相结合的产物，体现了不断提高诊疗效果、实现患者获益的最大化的临床需求。干预者只有将预控外科的理念贯穿于临床诊疗方方面面，才能实现最高效的疾病风险管理和最优化的患者预后。

我们这里提到一个干预者的概念。何为干预者？医疗的实施过程不仅仅是主治医生的诊疗过程，还包括了麻醉医生、护士、技师乃至陪护人员在内的医疗相关人员，在临床过程中不能仅仅强调医生的作用，所有与本次医疗相关的人员都是干预者，这些干预者的行为、操作、决策都有可能对患者的康复和健康产生影响。例如，外科医生的水平再高，技术再精湛，如果没有好的麻醉医生的配合，手术也无从开展。一台高难度手术完成之后如果没有好的护理团队的配合和支持，患者也很难顺利康复。我们在临床经常会遇到年轻的医生向经验丰富的护士，甚至陪护人员请教的情况，临床上的知识和经验有时在书本上是学不来的，需要在长期实践中摸爬滚打的积累才行，患者安全、顺利的康复更是需要所有干预者的共同配合。

将预控外科融入到临床诊疗中需要把握住3个关键特征：①预控外科的最终目标在于实现患者的最佳预后，患者预后既是医学干预的首要目标，也是唯一评价标准；②预控外科的实现过程其实是疾病的风险管理过程，也就是识别风险、评估风险、控制风险的过程；③干预者、干预手段、干预时机的优化和组合是实现手段，通过对干预三因素的不断优化和配置组合来达到风险的最优控制和患者的最佳预后（图1-1）。

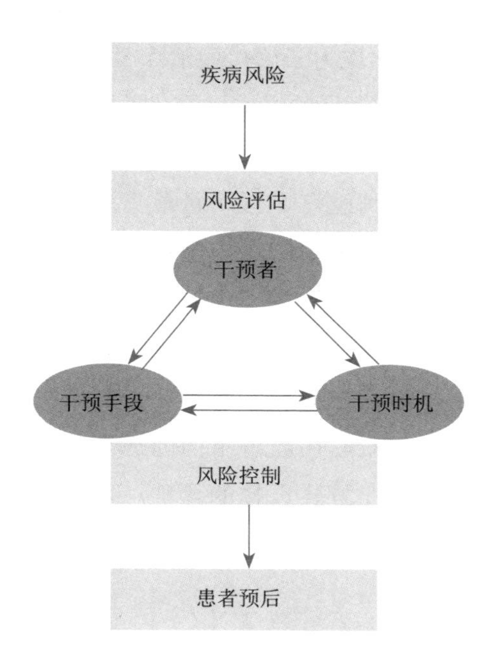

图 1-1　预后控制外科的实现过程

二、患者预后是最终目标

科技的进步是推动医学不断进步的强大动力，随着技术、设备的不断升级，诊治方法的不断更新，医疗理念的不断完善，干预者将有能力实现更合理的临床决策，更好地造福患者。然而目前对于医学的研究似乎又过度聚焦于技术和设备本身，甚至有时会为了新技术、新业务的应用，而忽视这样做能给患者带来怎样的获益，出现为了治疗而治疗、为了手术而手术的情况，忽视了医疗科技发展的根本目的在于提高疾病治疗的质量，改善患者的预后。

患者预后是评判医疗干预质量最重要的标准，最优化的患者预后是疾病治疗中始终应该坚持的目标。随着医学亚专业越分越细、治疗手段选择越来越多样，不同医生所专精的治疗手段也越来越异化。选择自身擅长的治疗方式固然可以在一定程度上提高治疗质量，但治疗方式本身的性质决定了其疗效的边际和上限，在面对不同的患者时，不应让自身能力这一因素成为治疗方式选择的桎梏。以患者预后为根本导向，选择合适的专科、医生、治疗手段，是优秀的医生所必备的素质。

三、疾病风险的管理是实现过程

疾病风险指的是疾病所导致的某种不良事件发生的可能性与其产生后果的组合。疾病风险有 3 个特征：①单一疾病的多个风险之间可以不相互独立；②单一疾病的不同风险之间可以存在动态转化；③疾病风险与干预手段之间存在动态相关性。从预控外科的理论来看患者预后是医疗行为所追求的最终目标，医疗行为的过程应是寻求疾病风险最小化的过程，即干预者以最小干预风险换取最大程度的疾病风险优化。我们把在干预过程中对疾病风险的优化称为预后外科理论中的风险管理，实施预控外科的过程即为疾病的风险管理过程。

风险管理过程分为两个部分：风险评估和风险控制。风险评估的范围应当全面而具体，包括了疾病因素、干预者、干预手段和干预时机可能带来的风险。在风险评估的过程中，应当注意疾病风险、干预者风险、干预手段风险、干预时机风险并不是独立存在的，而是相互联系、相互影响，甚至可以相互转化的。例如干预者对于疾病不正确的诊疗决策和干预手段的不合理运用可能会增加干预风险，不恰当的干预时机也可能会带来额外的干预风险。而优秀的干预者能够在自身能力范围内将干预手段和干预时机的风险降低，从而最大限度地控制疾病风险。

风险控制的过程是预控外科的核心操作过程，是干预者选择适当的干预时机实施干预手段优化和组合的过程。要实现最佳的风险控制既需要对传统医学方法的全面掌握，又需要紧跟学科发展前沿，将先进的人工智能为代表的信息化方法应用到诊疗过程中，以提高外科实践的智能化、标准化、自动化程度，改变外科疾病的诊疗模式，改变外科医生的思维模式。风险控制的主旨是实现疾病风险、干预风险与患者获益之间的平衡，在确保患者获益最大化原则下进行反复的风险评价，力图以通过对干预者、干预手段和干预时机的不断优化和配置组合来实现患者的最优预后。

四、干预三因素的优化组合是实现手段

干预者、干预手段和干预时机涵盖了疾病风险管理的各个方面，也是影响患者预后的3种最重要的因素。这3种因素互相作用、互相影响，在预控外科中需要将3种因素共同纳入考量，才能实现干预者、干预手段和干预时机的优化及合理组合，才能实现患者获益的最大化。

干预者是诊疗过程的主体，干预者的经验和能力决定了临床决策的制定，决定了干预时机的选择，也决定了干预手段实施的质量。作为预控外科的主导者与执行者，干预者需要有医学从业者科学、严谨的精神，还需要在医疗科技、智能医学的发展中与时俱进、不断创新。干预者除了要从大量临床实践中提高临床思维和判断的能力，还要善于利用循证医学、多学科协作、大数据和人工智能等各方面干预手段来提高临床决策的准确性、提高外科干预的有效性、提高干预时机的及时性。干预者还需要关心患者的情绪，通过充分的人文关怀来提高患者的治疗体验和心理需求，提高疾病的治疗效果。

干预手段是完成疾病干预的直接工具，干预手段的合理选择和恰当使用是实现患者良好预后的关键因素。当前医疗科技的发展主要体现在干预手段的丰富与进步上，不仅实现了对现有诊疗方法的更新换代，还带来了更多创新性的诊疗手段和理念。然而设备、技术、方法的更新只是科技发展的表面现象，能否更好地利用科技、将其与疾病的诊疗更好地结合，则需要

通过干预理念的革新，实现干预风险、损伤控制的最小化，实现复杂手术简单化、巨创手术微创化，实现成本效益最优化。

干预时机是干预者应用干预手段对疾病风险进行控制和干预的时间节点。恰当的干预时机有助于干预目标的实现，而错误的干预时机，哪怕是最优化的干预者和干预手段组合往往也无法实现良好的预后。在临床工作中，干预者需要实时判断干预风险与干预收益之间的关系：如果干预风险高于干预收益的时机，不可实施干预；如果干预收益有逐渐增大的趋势，则可以选择等待，反之则尽早实施干预。干预时机还需要根据干预者和干预手段的变化做出动态调整，使干预三因素的组合能够合理配置，进而发挥出最大的干预效能。

由于医学教育背景和工作平台的不同，干预者们的能力和经验之间存在着很大的差异，对于干预手段的掌握和干预时机的把握各不相同。现有的医学模式过度强调了高证据等级干预手段的选择，而忽视了干预者能否熟练掌握该项技术和方法，缺乏对干预者自身经验和专业能力的评估，容易进入干预者和干预手段无法匹配的误区。预控外科首次将干预者的能力和状态纳入评价体系，通过第三人称视角，以干预者对不同干预手段的掌握情况和情绪状态为依据，更加客观地对干预手段和干预时机进行有效选择。此外，以机器学习、图像识别、术中导航为代表的人工智能等信息化技术的飞速发展，不仅促进了干预手段的不断优化，也对干预者提出了更高的要求。干预者需要不断与时俱进，调整诊疗理念，将新型的干预手段应用到干预过程中，并制定与之相应的干预时机，才能实现干预三因素的优化组合。而且随着人工智能的进一步发展，人机交互得越来越密切，机器将不断实现专家赋能，从干预手段逐渐转变为拥有判断和操作能力的干预者，而原本作为干预者的人类将变成干预过程的监督者。

五、理论方法模型

1. 高维干预信息协同模型　预控外科理念指导下的临床决策不同于传统的二维树状决策，而是一个多种干预信息相互协同的高维网状决策体系（图 1-2）。高维干预信息协同模型突破了既往按学科分类的局限性，按照干预者能力进行分型，选择最适合的干预手段并形成最终的诊疗方案，更能够发挥出干预者作为诊疗主体的能动性。该模型以实现患者最优预后为目标，将风险干预前置，实施积极的风险预控，避免了传统诊疗模式中单纯的结局预测。

以结直肠癌肝转移的临床决策为例，首先在干预时机上明确了能手术的结直肠癌肝转移患者应优先选择手术治疗，而不是新辅助药物治疗，其次在干预手段上明确了机器人或腹腔镜的微创手术优于开腹手术，并且根据手术的范围和类型对干预者提出了“微创肝脏手术＋微创结直肠手术＋消融”的复合能力要求，最后以一期联合切除代替了二期分次手术的方案，在降低手术创伤、促进患者快速康复的同时，能使患者获得更多的生存获益。

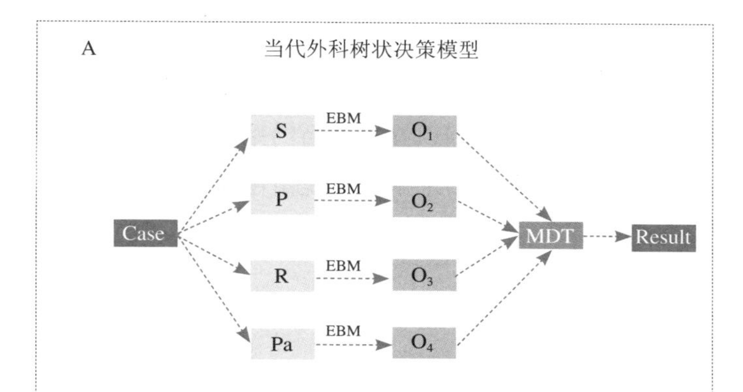
A
当代外科树状决策模型
Case
S
P
R
Pa
EBM
EBM
EBM
EBM
O_1
O_2
O_3
O_4
MDT
Result
Gase：病例；S=Surgeon 外科医生；P=Physician 内科医生；R=Radiologist 影像医生；Pa=Pathologist 病理医生；O=Opinion 意见；EBM：循证医学；MDT：多学科团队协作；Result：结局

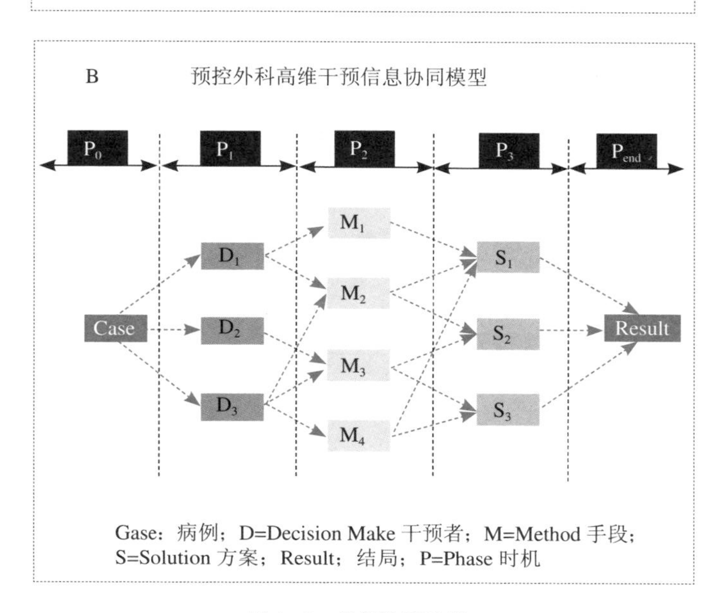
B
预控外科高维干预信息协同模型
P_0
P_1
P_2
P_3
P_{end}
Case
D_1
D_2
D_3
M_1
M_2
M_3
M_4
S_1
S_2
S_3
Result
Gase：病例；D=Decision Make 干预者；M=Method 手段；S=Solution 方案；Result；结局；P=Phase 时机

图 1-2　**外科临床决策**

2. 微创手术入路动态匹配决策模型　微创手术与开腹手术在信息获取和操作输出方面有着巨大的区别，因此为了有效开展微创手术，需要充分认识其多方面约束条件、明确多层次实现目标（图 1-3）。在微创手术中，视角由平视变成了仰视，镜头呈管状视野，微创器械的触觉和力反馈丢失，活动自由度显

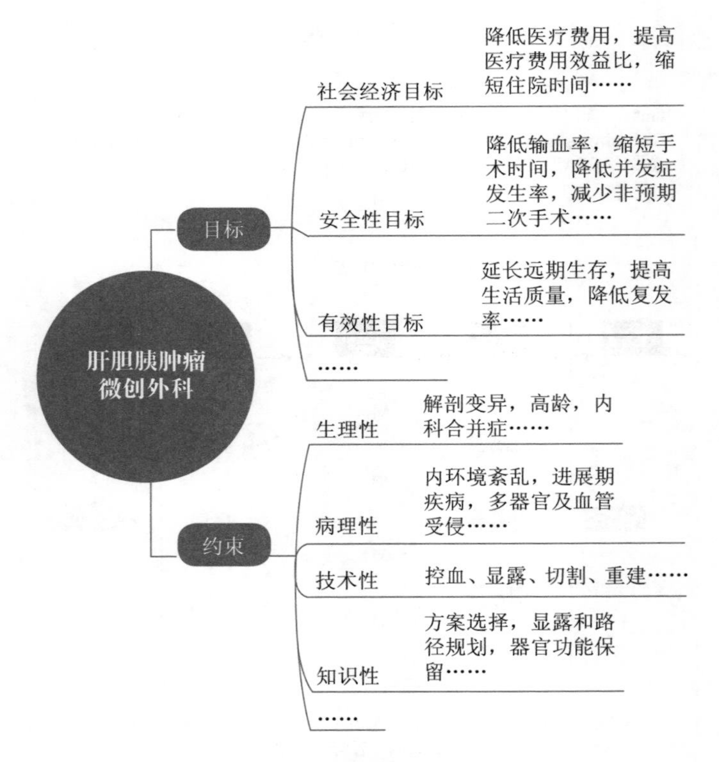

图 1-3　**肝胆胰肿瘤外科的目标与约束**

著降低，原先能通过手部控制就能实施的翻转、显露和压迫止血等操作，都需要通过微创器械在狭小密闭空间内完成。在实施微创手术时如果还采用开腹手术的入路和操作技术，必将会增加手术难度，容易导致严重并发症的发生。此外患者生理和病理状态对手术的影响也是阻碍微创手术实施的重要约束因素。实施微创手术时，安全性是其首要目标，需要避免表面微创、内部巨创情况的发生。对于恶性肿瘤患者来说，还需要确保足够的切除范围、避免医源性的肿瘤播散和种植，使患者获得最大的生存获益。另外需要充分发挥微创手术在促进患者快速康复、缩短住院时间、提高治疗的费用效益比、减轻患者的经济负担等社会经济方面的优势。

通过对微创手术多约束条件和多目标的分析，笔者提出了从设备因素到方法因素的全程优化控制，并基于此构建了微创手术入路动态匹配决策模型（图1-4），其内容如下。

首先，笔者基于微创设备特征及信息获取方面的差异，明确了支撑完成微创手术所需的最少必要信息，强调充分发挥微创手术系统在局部放大视野、灵活的侧方位视角和精细操作方面的优势。

其次，微创手术更加重视手术入路。随着肿瘤的部位、大小和切除范围的不同，从穿刺器的布局、切除的路径及靶器官保留的范围均需要做出相应的改变。该模型明确实施微创手术关键性的可控节点，精简了复杂手术的实施流程，便于微创手术的推广和应用。

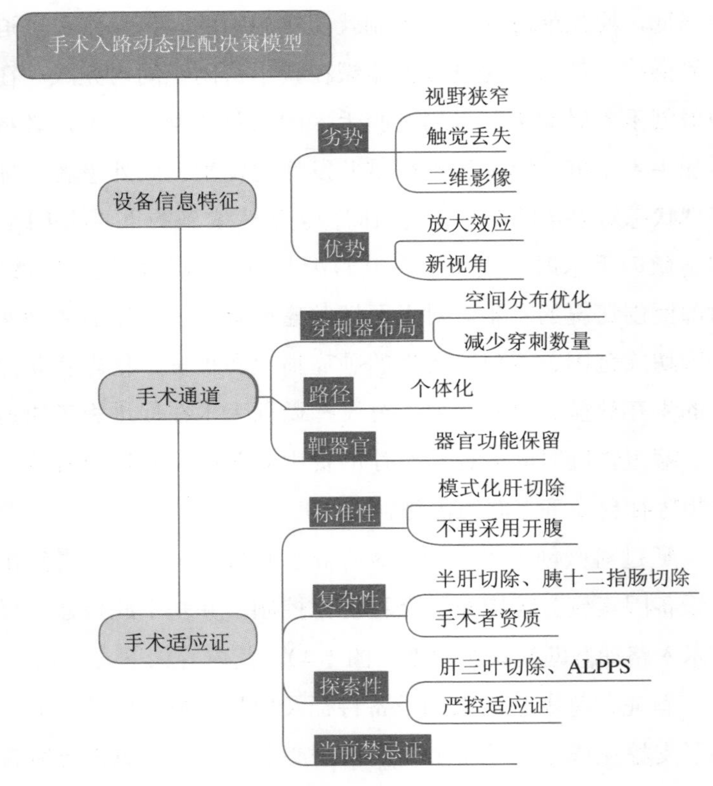

图 1-4 **微创手术入路动态匹配决策模型**

最后，该模型根据不同微创术式的难度和复杂性，将手术适应证进行分级，将术者能力评估与术式的选择相结合，能够有效避免因术式选择不规范和盲目性而给患者造成不必要的损伤。例如，一般情况下的肝左外叶切除术技术要求低，完全可以通过微创方式完成，无须采用开腹术式。相对比较复杂的左右半肝切除和胰十二指肠切除，则需要客观评价术者的能力和经验，选择有利于患者预后的手术方式。对于具有挑战性和探索性的肝三叶切除和ALPPS等手术，则需要以患者获益为宗旨，严格控制微创手术的适应证，必要时及时中转开腹。

预控外科是建立在基础科学及医学技术极大进步之上的、创新的医疗理念，其目的是使医疗干预可以适应新的技术环境，发挥新技术、新方法的最大效能，使患者获得最大收益。预控外科可以在纷繁复杂的诊疗过程中指导临床决策的制定和实施。预控外科通过一整套完善的理论体系和实施方法，能够从疾病的各个阶段、从疾病干预的各个方面实现患者获益的最大化。预控外科还需要不断发展完善、与时俱进，以能够适应医学科技的飞速发展，能够满足患者不断增长的治疗需要，能够更好地利用科技发展的成果服务于患者。

参考文献

[1] Evidence-Based Medicine Working Group. Evidence-based medicine. A new approach to teaching the practice of medicine. JAMA，1992， 268（17）： 2420-2425.

[2] Greenhalgh T， Howick J， Maskrey N. Evidence Based Medicine Renaissance Group. Evidence based medicine： a movement in crisis? BMJ，2014， 48：g3725.

[3] 阎小妍， 董冲亚， 姚晨 . 大数据时代的循证医学研究 . 中国循证医学

杂志，2017，17（3）：249-254.
[4] 刘荣．医疗干预应聚焦预后——医学中的动态预后控制．解放军医学院学报，2018，39（11）：1-3.
[5] 刘渠，刘荣．术中风险预控与肝胆胰微创外科．中华腔镜外科杂志（电子版），2017，10（2）：65-68.
[6] 王斐，刘荣．智能外科：外科实践模式的变革趋势．第二军医大学学报，2018，39（8）：830-833.
[7] 刘荣，刘渠，王斐，等．预后控制外科——从理论到实践．科学通报，2019，DOI：10.1360/N972019-00141.
[8] 刘荣，刘渠，王斐．微创肝切除手术入路动态匹配决策模型及应用．腹腔镜外科杂志，2019，24：161-163.

第二节　疾病风险管理

预控外科的核心是以患者预后最优为目标，衡量干预者、干预手段与干预时机相互作用对疾病风险的影响。这一过程同时也是平衡疾病风险与干预风险、干预收益之间关系的过程，可称之为风险管理过程。简单来讲，风险管理包括风险评估与风险干预，风险评估实施于干预前，目的是通过对疾病风险的识别和评价，选择最佳的干预者和干预手段；而风险干预实施于干预过程中，目的是通过对疾病风险的预先控制，以达成规避或限制干预过程中风险的目的。有效的风险管理有助于控制疾病风险，优化干预过程，减少对患者的损伤。

一、疾病风险管理概念

患者预后是医疗行为所追求的最终目的，也是评价医疗干预质量的唯一标准。医疗行为的过程应是寻求疾病风险最小化的过程，其中干预者起着主导作用。循证医学是医学研究理念的重大进步，但受技术条件和研究方法所限，循证医学并不具备将干预者纳入考量的条件。人工智能、大数据、互联网等科技的发展进步，使得当前在医疗行为中将干预者与疾病风险、干预手段、干预时机之间的相互作用纳入考量成为可能。在疾病干预（治疗）的过程中，干预者通过干预手段降低疾病风险，但实施干预的手段同样会带来新的干预风险。医疗过程中的患者收益可表示为：

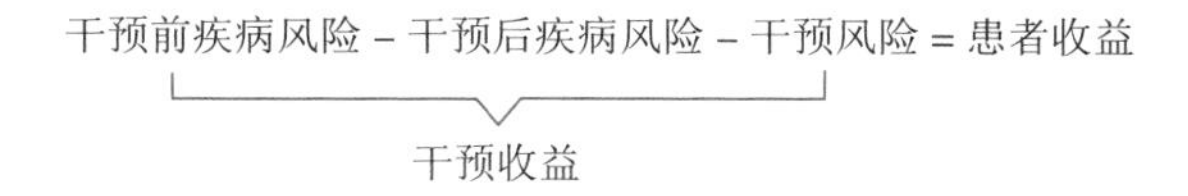

医疗追求的目标应当是以最小干预风险换取最大的疾病风险的降低，从而使患者收益最大化。当干预风险超过干预收益时，对患者来说是得不偿失的。例如在＞ 5cm 肝脏血管瘤的治疗中，很多医生倾向于手术切除，而患者及其家属出于对“肿瘤”的恐惧心理，即使没有症状，也往往愿意选择手术切除。但在 Giuliante 等对 74 例肝血管瘤患者 63.2 个月的随访中，肿瘤体积增大的患者不足 20%（14 例），而肝血管瘤自发性出血占比不超过 1%。在此情况下，肝切除手术的风险已超过肝血管瘤的疾病风险本身，干预收益不会大于干预风险，计算患者

收益为负。据此，对无症状或轻度症状的瘤体直径＞ 5 cm 的肝血管瘤可嘱其随访观察，或选择干预风险较小的肝动脉栓塞治疗、射频消融等手段，以提高患者收益，避免干预得不偿失。

上述决策过程的核心思想是平衡干预收益和干预风险两者之间的关系，当两者差值最大时，认为患者收益最大。在干预前疾病风险难以控制的前提下，可以认为干预风险越小、干预后疾病风险越小，患者收益越大。我们将在外科诊疗过程中对疾病风险的优化称为预控外科理论中的风险管理，其最终目的在于患者收益最大化，提高患者预后，核心思想是平衡干预风险与干预收益之间的关系，力图以最小干预风险换取患者的最大收益。具体的实施过程可分为两个部分：风险评估与风险干预。

二、风险评估的基本思路与流程

在风险评估过程中，首先应进行风险识别。风险识别的内容包括疾病风险，干预者、干预手段及干预时机可能带来的风险，识别范围应当全面、具体。疾病风险包含疾病可能给患者带来的症状、体征、功能失代偿、器官衰竭甚至死亡等风险；干预者风险包含干预者技术、经验、情绪、对干预手段的控制能力等；干预手段风险包括不同治疗方法、手段、技术所可能带来的风险；干预时机风险包括不同的干预时机可能带来的方向。

在全面进行风险识别后，需要对所识别风险进行评价。在风险评价的过程中，应当注意，上述 4 个方面的风险并不是独立存在的，而是相互关联、相互影响、相互作用的，其中某一方面的风险变化可能会导致其他3个方面甚至整个诊疗过程中风险的变化。以胰腺癌的手术治疗为例，干预手段（手术）与疾病风险（胰腺癌）之间的相互作用可能导致干预后疾病风险的增加，例如切口感染、胰瘘、腹腔出血、胆漏、消化道功能障碍等。干预者、干预手段与疾病风险的相互作用通常体现为干预者对疾病干预经验和干预手段控制能力的不同，例如某干预者对胃肠疾病较为熟悉且处理经验丰富，但对肝脏疾病却缺乏处理经验，则可以认为该干预者与胃肠疾病之间相互作用的干预风险大于其与肝脏疾病之间相互作用，当该干预者遇到肝脏疾病患者时，需谨慎对待可能导致的干预风险增加。研究干预者与疾病风险之间的相互作用在医学亚专业划分愈发细化的背景下显得尤为重要。例如普通外科起初是一个专业，随着对疾病风险认知的进一步加深，分出肝胆胰、胃肠、甲状腺、乳腺、血管等多个亚专业，甚至再分为更细的肝外科、胰腺外科等亚亚专业。至此，一名外科医生已无法做到精通普通外科专业内的所有疾病，仅可能在某个方向有所建树。能够同时精通多个细分专业的“全优干预者”少之又少，更多的干预者会选择某一分支、某种特定疾病作为主要研究方向，这是对疾病认识越来越深入的必然趋势。

干预者与干预手段之间的关系与之同理，在干预手段不断进步且多样化的形式下，精通某亚专业全部干预手段的干预者将越来越少，取而代之越来越多的将是对某种干预手段越来越精通、越来越熟练的干预者。例如最早期肝胆手术都是用开腹的方式来完成的，到20世纪90年代随着腹腔镜技术的迅速发展，腹腔镜技术逐渐在胆囊切除、肝切除、胰腺切除方面得以开展，由此出现了专门行腹腔镜手术的外科医生。近十几年来随着机器人手术系统在三维显像和精细操作方面对腹腔镜手术的全面优化，机器人手术的应用范围越来越广泛，于是出现了与之相应的机器人外科医生。因此，在风险评估的过程中，疾病风险、干预者、干预手段三者及其之间的相互作用均应被纳入考虑范畴，并进行仔细评估。

风险评价是风险评估的核心过程，其过程应遵循患者收益最大化原则进行反复评价，即在患者可选择范围内，选择干预收益与干预风险差值最大的干预手段。应当注意的是，如所有干预者/干预手段组合所带来的干预收益均无法大于干预风险，则应选择终止干预。典型的风险评估过程可简化为图1-5所示。

三、风险干预的基本思路与流程

风险预防是风险发生之前采取的防范措施，其目标是降低外科风险的发生率或不良后果的损伤程度。“不战而屈人之兵”，风险预防正是依据风险识别、风险评估等前期的风险预控措施，对经过评价、可能发生的疾病风险及干预风险进行有效的预防。风险预防主要实施在风险发生之前起效，即“事前”措施，旨在通过改变导致风险的主要因素，改变高危风险环境，以及打断风险因素的下游链条，减少风险发生率或损伤程度。

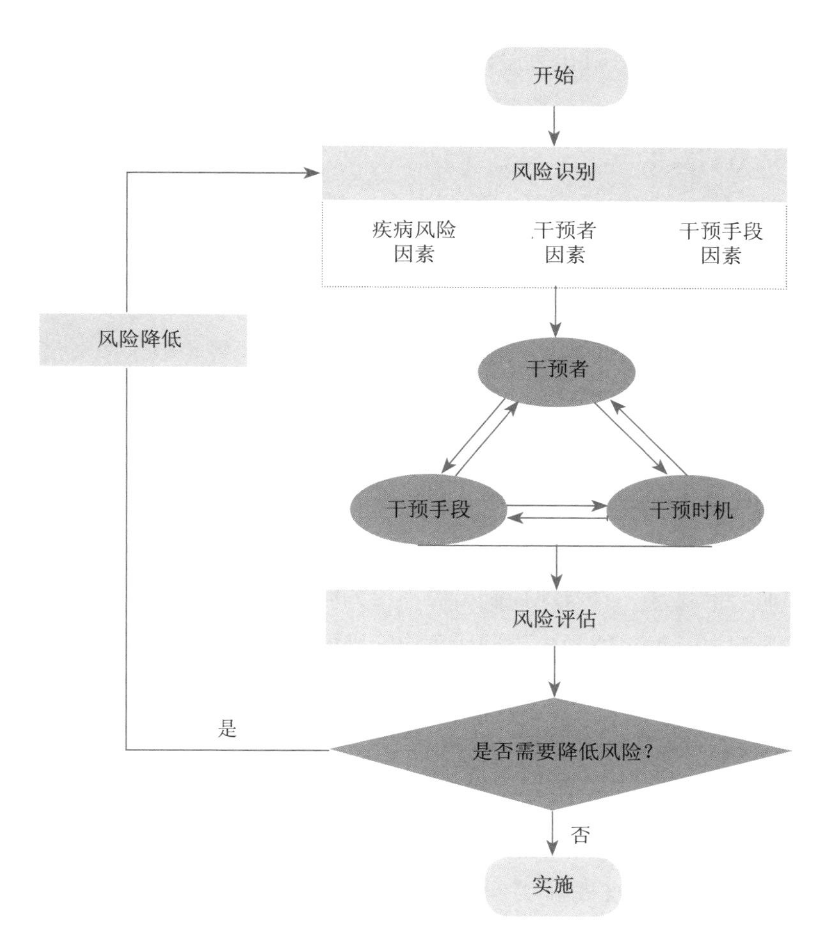

图 1-5　**典型的风险评估过程**

风险控制是指临床干预者在干预过程中，积极、有意识地采取干预手段控制风险事件，减少造成不良后果的程度。风险控制采取时风险尚未发生，其根本目的是达成风险评估的预期，降低损伤程度，阻止风险进一步发展。风险控制能够从引起风险的源头出发，有效控制风险造成的损伤程度，并阻止后续风险级联式发生。

风险控制实际上是一种预先应对措施，针对风险事故、不良后果及各种损失，迅速制订出对策并实施行动，以减小风险所造成不良后果的严重程度，最大程度地保障患者的利益。风险控制是预先应对，而非是指事后补救，是事先就已经采取了应对措施，但这些措施在干预过程中才能起作用。风险控制是以减轻风险带来的后果为目标的序贯、统一的“主动出击”过程。例如在切除侵犯下腔静脉的肿瘤时，我们通常会游离出远端及近端的下腔静脉并预置阻断带，其目的就是一旦术中损伤下腔静脉引起大出血时能迅速、有效地控制出血。再如肝切除手术中为了有效地控制出血，如果能预先控制住预切区域的主要供血血管及交通支血管，就能在手术当中主动把握住出血风险，做到游刃有余。

按风险所致后果的严重程度及可控制性分为3个级别（图1-6）。

1. 第一级别为强制性风险控制　该级别风险所致后果最严重，干预者按规程实施即可控制。例如手术过程中，严重出血和心力衰竭可直接导致患者死亡，因此需进行术前备血、心肺功能评估加以规避；再如医疗行为中药品、器械的清点、核对也属于强制性风险控制的范畴。此类风险规避过程难度较低，且通常有法规或行业规范监督实施，为风险控制的最基本要求。

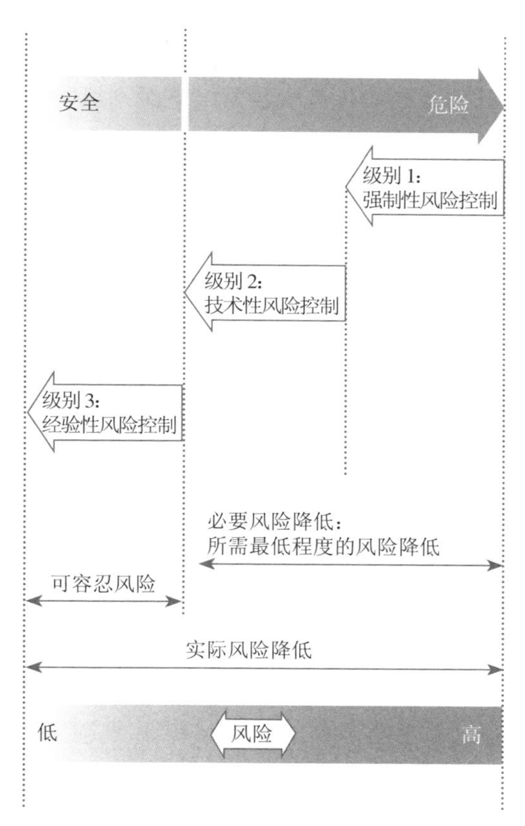

图 1-6　**风险控制的级别**

2. 第二级别为技术性风险控制　该级别风险后果较严重，大多数干预者可通过专业训练加以控制。例如术者及助手应根据各自职责熟悉手术流程和所需的基本操作，避免操作不熟练或不规范导致的干预风险增加。技术性风险控制通常无强制性规范监督实施，但一般认为属专科医生经训练所必须掌握的技术内容。

3. 第三级别为经验性风险控制　该级别风险会导致可预期的后果，需由经验丰富的干预者进行控制。例如胰 - 肠吻合的质量是决定胰十二指肠切除术后是否出现胰瘘出血的关键因素。各大胰腺手术中心所报道的胰瘘出血率差异甚大，这与干预者处理胰 - 肠吻合的经验直接相关。有学者研究认为，年实施胰十二指肠切除术＜ 20 例的胰腺手术中心不宜实施此类手术。由此可见经验性风险控制多见于难度较大的干预过程，同时常存在实施方法上的争议。

通常来说，技术性风险控制为干预过程所需达到的最低标准。经强制性和技术性风险控制所实现的风险降低可称为必要风险降低，为医疗行为中的一般要求。因此在风险管理的过程中，需确保干预者与干预手段的组合至少可实现技术性风险控制的要求。第三级别的风险控制由于可实施范围限于经验丰富的干预者，难以做出明确要求。这一特征决定了其可优化空间最大，是风险管理的重要组成，与患者预后密切相关。三个级别共同实现的风险降低即为干预过程中的实际风险降低。

参考文献

[1] Giuliante F， Ardito F， Vellone M， et al. Reappraisal of surgical indications and approach for liver hemangioma： single-center experience on 74 patients. American Journal of Surgery， 2011， 201（6）：741-748.

[2] Donati M，Stavrou G A，Donati A，et al. The risk of spontaneous rupture of liver hemangiomas：a critical review of the literature. Journal of Hepato-Biliary-Pancreatic Sciences，2011，18（6）：797.
[3] Schnelldorfer T，Ware A L，Smoot R，et al. Management of giant hemangioma of the liver：resection versus observation.. Journal of the American College of Surgeons，2010，211（6）：724-730.
[4] Hoekstra L T，Bieze M，Erdogan D，et al. Management of giant liver hemangiomas：an update. Expert Review of Gastroenterology & Hepatology，2013，7（3）：263-268.
[5] Rungsakulkij N，Mingphruedhi S，Tangtawee P，et al. Risk factors for pancreatic fistula following pancreaticoduodenectomy：A retrospective study in a Thai tertiary center. World Journal of Gastrointestinal Surgery，2017，9（12）：270-280.
[6] Lowy A M，Lee J E，Pisters P W，et al. Prospective，randomized trial of octreotide to prevent pancreatic fistula after pancreaticoduodenectomy for malignant disease. Annals of Surgery，1997，226（5）：632.
[7] Bartoli F G，Arnone G B，Ravera G，et al. Pancreatic fistula and relative mortality in malignant disease after pancreaticoduodenectomy. Review and statistical meta-analysis regarding 15 years of literature. Anticancer Research，1991，11（11）：1831-1848.

第三节　干预者的修养

在干预过程中，人是核心因素，制订决策靠人，把握时机靠人，实施干预也靠人，人的知识、技术、思想、道德和作风在干预过程中起着非常重要的作用。患者以性命相托，这种信任对于干预者来说既是压力也是动力。然而由于各自的成长环境和机遇等差异，干预者之间的技术能力和经验也有很大差别，要成为一名优秀的干预者，在追求精湛的技术之外，还要充分提高自我修养，做到德才兼备、知行合一，才能在临床诊疗过程中游刃有余、从容不迫。

1. 人文关怀　人文关怀是医学的核心精神和价值取向的体现。医学的工作对象是人而不是抽象的疾病，患者除在生物学上有疾病外，在心理学和社会学方面也会有着诸多的障碍性问题，因此医学的目的不仅是对疾病的治疗，而且更需要对患者的关怀和照护。这就要求临床医生重视生物 - 心理 - 社会医学模式的转变，不但要着眼于疾病本身，还要着眼于患者，关注患者在心理、人文方面的需求。优秀的干预者必须在治疗疾病、缓解症状的同时，更多地通过设身处地的同理心和安慰患者的情感性行为，帮助患者缓解、释放和开导其心中的不安与焦虑等心理问题，才能获得好的临床效果。如果干预者只是单纯考虑诊治疾病的纯生物学的需要，不考虑患者的心理状态和所处的社会环境，无法倾听患者的心理学和社会学需要，那么医疗工作也常常会因得不到患者的合作而难以实现。

由于医学发展的局限性，医学技术发挥的领域是有限的，医学总有无法企及的地方，例如乙型肝炎这种具有传染性的慢性疾病，疾病本身病程长、易复发、有传染性，患者往往会出现不同程度的紧张和不安，甚至会导致病情的加重。癌症晚期的患者除了生理上的痛苦之外更多的是心理上的焦虑和恐惧，这种精神上的折磨甚至大于身体上的痛苦。在这种情况下干预者需要加强对人文关怀的重视，强调医疗是以患者而不是以疾病为中心，多换位思考，将医患沟通和心理疏导的行为提高到医疗层面上，在诊疗过程中将人文关怀的思想贯穿、融入到临床工作的点滴中。

医学之父希波克拉底曾经说过：医生有三件法宝，第一是语言，第二是药物，第三是手术刀。我国外科之父裘法祖每次用听诊器前都会先将听筒捂热后再为患者听诊，每次出门诊时总是提前在诊室等候，患者的每封信件都会亲自回复，裘老在每个临床细节中把人文关怀展现得淋漓尽致。在医疗过程中积极的人文关怀能够调动患者的积极因素，解除其心理隐患，增强战胜疾病的信心，使其积极地配合治疗，更好地促进疾病的康复。如果去除了医学的人文性特征，就是抛弃了医学的本质属性，即使治愈了疾病也很难抚平患者心理的创伤。

曾经有一份调查显示，医疗纠纷中近半数是由于医护人员与患者沟通欠缺引起的，而不是医疗水平方面的问题。在干预过程当中，干预者需要感知患者的情绪和压力，尽量解释清楚可能的病因及接下来的检查和治疗计划，通过和患者及其家属的充分沟通，理解并尊重患者及其家属的意愿和选择权，利用自己的专业知识取得患者的信任，构建出相对轻松的就医环境和氛围，为进一步的治疗打下基础。

2. *以德为先*　我国外科之父裘法祖说过“德不近佛者不可以为医”，这就要求医生德才兼备，以德为先。当面对一个疑难复杂的病例时，干预者首先想到的是患者获益，还是保护自己，这就是考验一个干预者“德”的时候。治疗的风险越大，干预者冒的风险也越大。同一个患者，同样的风险，为什么有的医生就敢做手术，而有的医生就不敢呢？这除了与医生的能力和学识有关外，更主要的和医生的“德”有密切关系。只有决心大，才能方法多，干预者的出发点和落脚点不同，则思考的过程和执行的结果自然不同。

当然这不是鼓励干预者为了治疗而治疗，为了手术而手术。临床上确实有这样的医生，为了完成高难度的手术或实施新技术、新业务，明知可能对患者有创伤，也要超适应证地完成治疗，这样做更是违背了医疗的原则，违背了医者的道德初衷。我们的外科医生不能将完成一台高难度的大手术作为治疗的标准，不能一味地追求手术的时间和数量，而是要把控制损伤、保护功能、挽救生命作为治疗的首要任务，降低手术的创伤性、避免无效的手术才符合“医者仁心”的要求。例如在微创外科领域如何把握中转开腹的指征呢？有时候会出现医生为了避免中转开腹，哪怕术中的出血量及脏器损伤已经达到了中转开腹的指征也要继续完成手术，殊不知为了减少患者创伤而中转开腹是外科医生成熟的体现，也是医德的体现。因此，干预者在一定状况下，进还是退？此时必须权衡利弊，以患者的利益为中心做出合理的临床决策。

3. 业精于勤　在如今这个科技迅猛发展的时代，知识分科出现了越来越专、越来越细化的趋势，这样有利于各个学科的进步与发展，然而医学的研究对象是整体的具有生命的人，而不是某个机械零件，决不能用割裂的思想来进行诊疗。高水平的临床干预需要临床干预者具备高度综合化的思想，通过全面的知识积累和储备，克服因分科过细而造成的管状思维缺陷，将知识转化为临床技能，更好地为临床服务。“才不近仙者不可以为医”，干预者们只有通过孜孜不倦地勤奋学习，努力汲取多学科的知识才能做好全面型人才，只有全面提升自身的专业知识和业务水平才能在面对紧急危重情况时从容不迫地做出正确的临床决策。

医学是一门理论和实践相结合的专业，脱离了实践的医学理论只是一纸空谈，是无法医治患者的。干预者除了掌握基本临床技能外，还需要做到技术专业化，在勤学苦练中保持技能的精进与磨炼，在不断的实践中完成专业技术的更新与储备，逐渐做到一专多能。老一辈医学家们经常教导我们要做“临床医生”，不要做“离床医生”，说的也正是这个道理，只有深入到患者当中才能对患者的症状感同身受，才能注意到体征的细微变化，才能通过经验的积累提高干预能力。

要做好临床决策还需要主动学习、与时俱进，时刻保持创新精神。当今我们处于“互联网”“大数据”“人工智能”的时代，随着数字通信、图像传输和互联网技术在医学中的大量应用，区域和国际间的学术交流不断增加，医学发展的信息量呈数量级剧增。各种新药、新疗法的问世以及高科技医疗器械的更新换代都有力地推动着临床诊疗进步。所有这些不仅促进了医学的发展，更迫使临床医生勤奋、自觉地学习，广泛涉猎多学科前沿领域的知识，积极争取优良的治疗效果，从而成长为一名德才兼备的临床干预者。例如既往对于不可切除的局部晚期胰腺癌只有化疗或对症治疗的姑息治疗方法，但最新的LAPACT研究显示出了诱导化疗对肿瘤有较好的疾病控制率和手术转化率。笔者团队在充分把握学科领域的最新进展的基础上，通过与患者及其家属的沟通，选择了化疗诱导方案，从而使一例局部晚期胰腺癌患者获得了手术的机会，在术中通过联合门静脉修补的胰十二指肠切除术使患者获得了根治性切除。众所周知，胰十二指肠切除手术是腹部外科最为复杂、难度最高的手术，手术的过程及术后的管理均充满了不可预知的风险，术中联合门静脉壁修补更是对手术医生专业技术和心理素质的巨大考验，而这些都需要平时长期的刻苦训练和经验积累。该病例的成功并不是偶然的，充分体现了干预者们综合全面的专业知识、紧跟学术前沿的开阔视野及精湛高超的手术技巧。

4. 善于思考　“行成于思”，要做出合理、准确的干预一定要学会思考、善于思考，能够从纷繁复杂的临床资料和检查报告中找出诊断的逻辑，能够从多种治疗选择中权衡利弊选择最佳的治疗方案。所以说没有思考就没有干预，预控外科要求干预者具备理性的思考方式和逻辑化的思维模式。医学是充满着风险的学科，任何的临床干预都具有相对的风险。干预者在实施干预之前需要对可能遇到的风险和怎样规避风险有一个清晰的认识和判断。在干预过程中只有掌握风险的机制、原理和影响因素，对风险做好充分的评估与控制，才能有效避免风险，把握干预的主动权。当干预者在实施干预前，需要思考会出现什么样的风险？出现风险的可能性有多大？这种风险会造成多严重的后果？有哪些有效应对的方法？干预者和患者承受风险的能力如何？只有有预判、有预案、有预控，才能确保诊疗的顺利实施和完成。

在临床上经常会遇到各种检查结果之间差别很大，甚至互相矛盾的情况。面对这些错综复杂的资料如何进行筛选和整合，既是专业的问题，更是思维方法的问题。临床医生应该应用专业的知识结合科学的思维方法，对检查资料进行综合分析，去伪存真、去粗取精，以达到明确因果、分清主次、去伪存真的目的。例如在胰腺肿瘤的诊断上首先要分析检查方法的特异性和敏感性，尽量选择特异性和敏感性高的检查方法，增强MRI对胰腺肿瘤的诊断肯定要优于平扫MRI。其次，要分析检查方法本身的局限性，如B超对胰腺肿瘤的诊断可能会受到肠胀气的干扰。最后还要善于分析比较几种影像学检查结果的异同点，并与临床症状相互印证，如在诊断胰腺胰岛细胞瘤时，常常会遇到MRI、CT都无法明确诊断甚至无法找到肿瘤的情况，而结合患者特殊的低血糖临床症状及联合超声的应用可能会给肿瘤的诊断和治疗指明方向。

干预手段选择的准确与否，直接关系到疾病治疗和医疗质量的提高，关系到患者的康复与安全。面对错综复杂、千变万化的疾病，如何从各种可供选择的治疗方案中做出迅速、合理的决策是衡量医生临床工作能力的重要指标。首先需要统筹兼顾，重点突出，找到疾病的关键环节，抓住目前影响患者康复的主要矛盾，制定有针对性的治疗决策。在实施过程中需要注意主要矛盾是在不断转化过程中的，要及时调整方案抓住新的主要矛盾。因此在临床诊治过程中要勤于思考，把握病情的特点和发展趋势，审时度势，根据病情的发展变化不断调整诊疗方案，从患者的利益出发选择最优化、最可行的临床决策。

5. 情感控制　所谓情感控制就是干预者能够控制自己的情绪，不能受到环境和人为因素的干扰。干预的对象是人，干预的实施者也是人，因此外科干预不仅仅是理性、冷静的思考分析过程，通常也有情感因素在其中起作用，会在不同程度上受到社会、文化和心理因素的影响。在突发的紧急医疗事件中，要求干预者果断地对临床现象做出科学的判断，在这种情况下往往包含了多种干扰因素，例如嘈杂的环境、当事医生、患者及其家属的情感变化，来自上、下级医生的各种参考意见，使得突发的医疗事件更加难以判断和处理。除了平时知识的储备积累和临床思维训练外，医生的情感控制在临床决策中起到了关键的作用。例如术后腹腔出血往往突然、速度快，患者及其家属也会因为这种突发性出血而出现紧张甚至伴随而来急躁和恐慌的情绪，这些都会对医生的临床判断和治疗决策产生不利的影响。这时就需要临床干预者控制住自身情绪，排除来自自身和外界因素的干扰，脑海中迅速判断出血是来自血管残端还是吻合口，是动脉性的还是静脉性的，当前出血的程度如何，是需要介入治疗还是急诊手术，如果病情进一步恶化如何进行抢救。在对腹腔出血做出初步的判断后，还需要进行生命体征监测，升压、止血、输血、补液等对症治疗，向患者家属交代病情并为进一步的治疗做好准备工作。上述判断和操作都要求在极短的时间内、嘈杂的环境下完成，除了是干预者综合医学能力和统筹领导能力的体现之外，更是对干预者处变不惊的情感控制能力的考验。

6. 与时俱进　随着科技发展对医疗领域的巨大推动，传统医学发生了天翻地覆的变化，疾病的认知领域在不断地发生变革，治疗理念也在更新和转变。干预者需要以变应变，及时把握学科发展前沿，熟练掌握新疗法、新技术、新业务的应用方法，适时更新传统的观念，真正做到与时俱进，避免因循守旧、墨守成规。

除了顺应医疗科技领域的发展之外，当今时代在变，社会公众的需求在变，医疗法规、医疗环境也在不断变化中。干预者要积极主动地应对新形势的变化，不断地调整自己的干预手段，不断地适应患者及社会环境对医疗的要求。当前的医疗对象除了疾病本身之外，更多的是要注意到疾病的社会性，强调对患者心理安慰和对生活质量的提高。原先的手术治疗更强调病灶的切除和功能的恢复，而现在干预者在对治疗效果关注的同时更要注意患者心理和社会需求的满足。例如传统的观念认为不可切除的局部晚期胰腺癌只能进行姑息化疗或者放疗，然而随着医学理念、治疗药物的进展，许多不能手术的疾病能够通过化疗、靶向治疗或免疫治疗的诱导而降期，从而获得根治性手术的机会，这就是对传统治疗理念的颠覆。随着液体活检、基因检测技术的发展，干预者还可以根据肿瘤基因突变的结果个体化地选择有针对性的治疗方案，进一步提高治疗的精准性和有效性，使患者能从科技发展中获益。胰十二指肠切除术从创立之初就因难度大、操作步骤复杂、死亡率高成为腹部外科皇冠上的明珠，随着术式的不断改进与完善，手术并发症的发生率、死亡率不断降低，手术的适应证也在不断扩大。随着微创外科技术及能量器械的进步，腹腔镜及机器人胰十二指肠切除正在越来越多的医院开展应用，逐渐将巨创变成微创，在去除病灶的同时降低手术给患者带来的心理负担，促进患者迅速康复。

7. 勤于总结　医学的进步建立在对一个个病例经验的总结上，从失败中找教训，从成功中找经验，逐步提高干预者的干预能力。失败是一个试错过程，很多在成功中看不出来的潜在风险只有在失败中才可以充分暴露出其存在的问题：有可能是治疗时机把握不够准确，或者整个诊疗方案计划不够全面，如果能从中找到失败的经验教训并加以总结、做出调整，完全可以避免风险、反败为胜。成功之后更要反思，因为成功往往会掩盖很多潜在的矛盾和风险，如果一味地沉浸在成功的喜悦中而不做出应对，矛盾可能会集中爆发出来。因此要从成功中找教训，找出仍然不完善的地方，并在今后的工作中引以为戒，这样才能做出快速、准确的临床决策，才能实施高质量的临床干预。在面对成功的病例时，更需要总结成功背后的教训，不能被成功的喜悦所蒙蔽，要考虑到在干预过程中是否还有遗憾的地方，是否还有进一步提高、优化的可能，这些都会成为今后的干预中的宝贵经验。

医学的高风险性就在于不确定性的潜在危险，因此外科干预必须十分谨慎，需要反复权衡利弊才能化险为夷。然而很多时候干预时机转瞬即逝，干预者必须迅速而果断，如果干预者优柔寡断，往往会贻误治疗时机，影响诊治的效果。干预者的自我修养就在于能够将深厚扎实的临床理论和实践技能相结合，能够将过人的胆识和沉着冷静的情感控制力相结合，能够将多学科协作能力与医患沟通能力相结合，深思熟虑、当机立断地将临床知识、经验、技术运用到外科干预中。

参考文献

[1] 乔海泉，姜洪池．浅谈外科医生素质的培养．中国实用外科杂志，2004，24（1）：9-11.
[2] 韩启德．提高医生的人文素质．中国矫形外科杂志，2007（21）：1600.
[3] 李宏宇，梁斌，李荣祝．现代医学科学和人文精神的统一与临床医生综合素质的培养．医学与哲学，2004，25（8）：32-33.
[4] 田远虎，徐智，张小青．外科医生人文素质培养的探讨．医学与哲学（临床决策论坛版），2010，31（2）：69-71.
[5] 秦泗河．医生、医术与人文．北京：清华大学出版社，2007.

第四节　干预手段的优化

医学风险的不确定性及不可控性决定了医学风险在一定范围和一定程度上是不可避免的，一旦风险源和风险因素未得到有效控制，风险事故和不良后果仍将发生，因此需要采取积极有效的措施进行控制和干预，切断风险的发展链条，并及时处理已经造成的不良后果。随着医学科技的不断发展、医疗设备的更新换代，以及对干预措施和处理方案的优化改进，实现干预措施从复杂向简单、高危向低危、巨创向微创转化，真正做到以最小的代价取得最大的获益。本节主要对干预手段优化的基本原理进行阐述，旨在为风险控制和干预手段优化的实施奠定理论基础。

一、干预手段的优化

干预手段优化是指在临床干预的过程中持续改进干预手段，减少干预措施可能带来的副损伤，将不良后果的严重程度控制在最小范围内。在一次风险事件后，应对全部过程进行总结分析，反复改进处理流程。考虑到有可能加大损伤的干预细节并进行优化，做到再次面对风险时有条不紊，以最小的创伤达到最优的效果。干预措施的实施包含着从复杂到简单、从高危到低危、从巨创到微创的过程。这一过程既体现了干预者们对疾病及病理生理解剖的不断认识、不断深入理解的过程，也体现了人们对简单、高效的干预措施的不断追求。这一点在肝脏手术的出血控制上体现得最为明显。最早在没有有效的出血控制方法时肝切除手术难以开展，肝脏被认为是手术的禁区。后来肝脏外科医生认识到肝脏的入肝血流主要由肝动脉及门静脉来提供，便出现了第一肝门阻断的入肝血流阻断法，使得肝切除手术成为可能。然而长时间的肝脏缺血会带来严重的肝脏热缺血再灌注损伤，从而导致术后肝衰竭，仅用第一肝门阻断无法完成高难度、大范围的肝切除，吴孟超院士提出的常温间歇入肝血流阻断技术很好地解决了这一难题。如今随着微创术式的应用，肝脏外科医生对肝脏血流解剖的进一步认识及术中控血经验的积累，医生们对肝血流阻断技术进行了不断优化，出现了选择性半肝血流阻断法、联合绕肝提拉半肝血流阻断法、控制第二肝门的肝静脉钳夹阻断法等一系列术中控制出血的方法，极大地促进了肝脏外科的发展。

干预手段优化的措施基于以下三点。一是临床经验，即在风险发生后不断总结经验和教训，在漫长的临床实践中筛选、优化出简便、合理的干预措施，进而总结为理论。临床经验的总结不是一蹴而就的，需要一代人甚至是几代人的归纳和总结，既体现出了医学干预者的集体智慧，又体现了不断追求优化、极致的“匠人精神”。二是文献证据，一个人或一个群体的经验是有限的，如果单单局限于自身所处的平台和环境，所能做出的优化改进是有局限性的。如果能借助于当前互联网信息化和智能大数据的手段，借鉴循证医学证据等级较高的文献，通过紧跟本学科的发展前沿，学习先进的控制风险的优化方法。当然干预者的能力千差万别，适用于别人的经验与手段，自身并不一定能很好地掌握，因此优化措施还需要和自身能力有机结合起来，才能达到更好的风险控制效果。三是医学科技的发展，科技是第一生产力，飞速发展的科学技术给诊断方法、治疗手段、医疗设备等都带来了翻天覆地的变化。从柳叶刀到超声刀、百克钳、Ligasure；从手工缝合到闭合器、吻合器，从开腹手术到腹腔镜再到机器人手术；从化疗到靶向药物、免疫治疗，从影像检查到三维重建、术中导航，每一次科技的发展都随之带来了干预手段和治疗理念的变革。

二、实施原则

干预手段优化不仅仅是单项技术的改进，而是一项目的性很强的系统性工作，在实施过程中需要注意以下原则。

1. 安全性　医学风险对于患者来说，所带来的最严重的后果就是丧失生命，在保障生命安全的基础上，干预手段优化的目标是使患者在诊疗过程中尽量减少意外风险的发生，将风险控制在可承受范围之内。随着医疗技术的日益成熟和治疗经验的不断积累，治疗的适应证逐渐放宽，许多复杂、高难度的治疗手段和手术方式得以实施，然而因对新技术、新方法不熟悉、不了解，干预者在实践中无法熟练运用，导致相应干预风险也随之增加。

在追求干预手段优化时，干预者首先应当注意保证医疗行为的安全。外科学是侵入性操作较多、实践性较强的学科，其操作的对象是人，一旦因为某些失误造成意外，可能会造成无法挽回的结果。因此，干预者应当遵守本专业的规章制度和医疗原则，严格避免盲目自信而擅自解决能力之外的问题，应以保障安全为第一要务。在风险出现时切忌慌乱，应当冷静评估，如有必要及时呼叫上级医生或相关科室协助会诊，切实维护医疗安全。医疗风险往往会发生在一些有经验的干预者身上，风险的发生并不是因为医疗技术或水平的问题，而是因为对自身能力的盲目自信，在诊疗过程中过度放松，从而失去了对风险的预判和控制能力。更有甚者当风险发生时过于顾忌面子，难以承认自身的失误，不能及时向别人求助，从而进一步加重了风险带来的损伤。

比较典型的例子就是微创手术中对开腹指征的把握。目前微创手术是外科发展的方向，因其创伤小、恢复快成为医生和患者的优先选择。然而微创手术的实施不仅对外科医生对解剖的理解、微创技术操作的要求更加严格，术中可能出现一系列风险的应急处理也是对外科医生心理和技术的极大考验。当术中出现镜下止血困难的快速出血；组织周围严重粘连，解剖层次不清；计划外的正常组织损伤；术者技术与经验不足导致手术进行极为困难时，如果刻意追求较低的中转率而勉强镜下操作，极易出现进一步的医源性损伤，从而导致更加严重的并发症的发生。适时中转开腹有利于主动把握难以控制的术中风险，并对已发生的副损伤进行及时处理，避免严重并发症的发生。我们应该认识到中转开腹率的高低不能代表术者的技术水平和熟练程度，中转开腹既是对患者的负责，也是手术医生成熟的一种表现，并非是手术的失败。一名优秀的微创外科医生，应根据术中具体情况及术者的经验技术水平，在可能给患者造成严重并发症和带来不良后果前主动中转开腹，一切有创操作都要以确保患者的安全为前提。

2. 效益性　在确保患者的生命安全的第一目标后，干预者还应当考虑如何以最小的成本获取最大的风险控制效果，这要求不断地在风险、获益和成本中进行平衡，筛选出最经济、最合理的干预手段和方案组合。

所谓效益性，即成本合理，尽量减少不必要的费用支出，尽可能地使风险控制措施的成本降低。客观上来说成本降低之后往往会影响风险预防的最终效果，因此如何平衡成本和获益成为实现该目标的关键。如何把握成本（风险控制的经济、人力成本）与效益（患者获益程度及安全）两者的平衡是需要依据实际情况来权衡的。任何风险预防措施都是有成本的，采取的控制措施及对患者的保护应当与可能造成的后果严重程度相适应，如果对于低风险事故的过度预防容易花费过多精力，反而忽视真正需要采取措施的高风险因素。

临床上手术后的患者需不需要进 ICU 进行监护及时间的长短就涉及效益性问题。若不入住 ICU，有些高危患者术后无法得到严密、细致的监护，其术后高危并发症的风险难以得到很好的监控和预防，若在ICU监护的时间过长，则会造成住院成本过高，而且在专业疾病的治疗方面可能因为缺乏专科医护人员的监护，反而会影响患者的最终恢复。因此追求医疗过程中的效益最大化也是实现干预手段优化的过程，需要通过临床过程中的不断实践和反复优化来形成个体化的干预方案。

3. 协作性　治疗干预的过程其实也是医疗机构内部交流，干预者之间互相配合、加强协作的过程。在传统的诊疗过程中，我们更多关注于患者的病情及处理措施的实施，非常容易忽视干预者内部沟通的重要性。在应对医学风险时，干预者之间往往较为在意自身关心、熟悉的领域和问题，而忽视了整体的统筹规划。医学的整体性就决定了必须加强医疗内部协作，通过多方面干预者的配合才能达到控制风险的目的，通过干预者之间的良好协作才能实现干预措施的不断优化。首先医疗管理人员应当建立风险预控的教育体系，向各一线医护人员提供风险预防和控制的知识和背景教育，使其了解风险预防和控制的原则与方法。同时要求包括医生、护士、看护人员在内的临床干预者应当具备集体意识和互相配合的观念。临床工作中因为与接班、值班医生、护士交接班时，病情交代不清，风险意识不强造成的严重后果屡见不鲜，这就要求各级干预者做好风险交流，交接好控制医疗风险、保障患者安全的接力棒。此外还应强调多学科之间能够进行全面、详尽的风险交流，通过相关学科的沟通和讨论，优势互补，达到最好的综合诊治和风险控制效果。

当高危患者需要行复杂手术时就是考验团队互相协作能力的时候。笔者曾经治疗过一名冠状动脉狭窄置入3枚支架的胰腺癌患者，该患者因肿瘤的发展需要尽快行胰十二指肠切除术，然而患者行冠状动脉支架置入刚刚1个多月手术风险极高。我们在术前通过多学科会诊反复评估患者的手术耐受能力后为患者实施了胰十二指肠切除术，术后患者多器官功能受到了极大的考验，一度出现了心力衰竭、呼吸衰竭、肾衰竭的迹象，通过心内科、呼吸科和肾内科的反复会诊沟通，以及ICU医护人员的严密监护，在各科医生、护士的通力协作下患者终于转危为安，体现了多学科和各方面干预者之间配合、协作的重要性和必要性。

4. 易操控性　预控外科理论蕴含着积极应对和主动干预的理念，充分体现干预者对疾病的理解和治疗的能力。干预手段需要具有较强的可操作性，通过对操作过程的优化及简化，形成易于实施、推广的标准化控制方案。虽然风险控制因人而异，不同的干预者有不同的风险理解和控制能力，然而医疗的最终目的是使患者获益，为了让更多的患者能够获得更好的治疗效果，避免或降低疾病本身和治疗操作所带来的风险，我们必须将干预方案进行反复优化，提高其易操控性。

曾经有一位学者说过，如果某种技术或操作方式只有一个人能完成，即使这项技术或操作方式水平再高、再先进，也没有存在和推广的价值。一项疾病干预技术或手段的存在价值不仅仅在于其能解决临床上某项难以攻克的难题，还在于能否大规模地推广使更多的患者受益，甚至能够推进某项治疗方案或理念的进步。笔者提出的腹腔镜模式化肝左外叶切除就是这样一项技术体系。既往腹腔镜切除肝左外叶并不是一项简单的手术操作，由于肝脏的双重供血系统及肝静脉回流体系导致腹腔镜下肝切除出血难以控制，即使是有经验的肝脏外科医生也不容易掌握。我们通过对肝左外叶血管解剖的系统研究及对切肝工具的反复筛选，提出了腹腔镜模式化肝左外叶切除，通过简单、易行的二步法能够快速断肝而不需要额外的血流阻断，不仅使得更多的肝脏外科医生能够完成这项术式，而且能够使得更多的患者获得微创治疗带来的快速康复体验，加速了肝脏手术的微创化进程。

三、意义

既往我们应对医学风险主要是以被动应对为主，缺乏主动干预的意识。做好风险控制，增强干预者对疾病风险及干预风险的预警意识，提高风险辨识和评估能力，通过对干预措施的不断优化，将不可控的风险变为可控，将复杂高危的操作简单化、常规化。只有将风险控制和干预手段优化的理念贯穿在医疗过程当中，将治疗隐患视为需要控制的风险，是预防为主、控制优化思想的实际应用，通过对干预手段具体措施的不断优化，有利于克服传统治疗方法中被动、盲目的风险处理方法，有利于降低医疗风险，促进医疗技术和理念的全面进步。

将干预手段优化理论应用在医学领域的作用主要体现在以下 4 个方面。

1. 做到干预风险前置　风险控制并不是就事论事，而是要对风险做到预先把控。通过大量临床实践的经验总结，在风险发生之前实施干预做到超前控制，能够有效防止风险发生时的被动及失控，将风险带来的危害降到最低。

2. 揭示问题本因　风险控制的根本点在于透过风险表象，抓住问题的症结，探求造成医学风险的成因及根源，做到根据不同疾病的病理生理学特点及治疗操作原理不断优化干预手段，从源头采取控制措施，而不是抓住问题的细枝末节。

3. 精细的风险管理　风险控制不仅强调独立、单一的风险控制方法，而是系统地认识和解决疾病诊治中存在的风险问题，通过对干预手段的不断优化并将其细化到疾病规律、解剖特点的诸要素之中，实现精细、优化的风险管理。

4. 有效的医患沟通　由于医患双方在医学知识方面信息完全不对称，医学风险的发生往往是引发医疗纠纷事故的导火索。因此通过积极、有效的干预手段优化，可以提高患者的治疗效果，改善预后，有利于建立和谐的医患关系和良好的医疗环境。

参考文献

[1] 陈国庭，刘中民 . 损伤控制外科的理论与实践 . 外科理论与实践，2005，10（2）：197-198.
[2] 刘荣，胡明根 . 腹腔镜解剖性肝切除若干问题的探讨：中国人民解放

军总医院 10 年经验 . 中华腔镜外科杂志（电子版）， 2010，3（6）：466-473.
[3] 赵国栋，胡明根，刘荣 . 模式化腹腔镜肝左外叶切除术：附 71 例临床应用报道 . 南方医科大学学报， 2011， 4： 737-740.
[4] 杨文彪，孟庆明 . 成本效益分析法在医院经济管理中的应用 . 经济研究导刊， 2018， 16： 110-111.

第五节　干预时机的选择

我们在临床诊疗过程中是不是掌握了前面三项要素就能游刃有余地获得最佳的预后效果呢？答案当然是否定的，因为有一个最关键的因素，而这个因素正是将干预者、干预手段和疾病风险结合在一起的节点——干预时机。

一、干预时机的选择

干预时机是干预者应用干预手段对疾病风险进行控制和干预的时间节点，通俗地说，是治疗的时间和周期；干预时机的选择不仅受疾病风险、干预者和干预手段三者的影响，而且能够反过来作用于疾病风险，影响干预的效果和患者的预后。

当然干预时机也不是一成不变的，当疾病风险和与之相适应的干预者及干预手段出现变化时，干预时机的选择同样应该做出相应调整，即干预时机的动态优化。干预时机的动态优化需要干预者能够审时度势地灵活把握干预的时机，做临床干预的统筹者，而不是死板、僵化的执行者，需要干预者善于思考，全面把握预控医学的各项要素，并进行合理配置和优化组合。

我们根据其三要素对干预时机的影响将其分为3类，即疾病风险相关时机、干预者相关时机和干预手段相关时机，这三者共同构成了干预时机对患者的预后起着至关重要的影响。

1. 疾病风险相关时机　干预时机必须与疾病风险相适应，因为预控医学的干预目标是对疾病的控制，疾病风险也是干预的主体，因而什么样的疾病风险决定了需要在何时进行干预。以外科手术为例，可以分为急诊手术、限期手术和择期手术，三者的区别就在于干预时机的不同。急诊手术就要在第一时间予以干预，需要分秒必争，若稍事耽搁则最佳的干预时机就会转瞬即逝，从而造成不可逆转的损失。限期手术则对干预的时效性要求没有那么高，可以在一定范围内灵活掌握，当然时间节点也不可无限制地拖延，以免造成疾病进展或恶化。择期手术往往出现在对良性疾病的处理上，因为其疾病风险最低，对患者的影响很小，故对干预的时效性要求不高，可以择期进行。以上干预时机的区别便是与疾病风险的危急程度和严重程度紧密相关的，干预者需要根据疾病风险的轻重缓急来合理地选择干预时机。只有在合理的时机进行干预，才能充分将干预者的临床思维与优化的干预手段相结合，将疾病风险控制在最小范围之内。

2. 干预者相关时机　干预者是干预时机的决定者，也是干预手段的实施者，在整个疾病风险的控制和干预过程中发挥着主导作用。何时才是最佳的干预时机？这个问题的答案不是凭空而来的，也不是一成不变的，需要干预者利用其主观能动性在一次次的经验积累和临床证据更新中不断优化干预的时机，从实践中来到实践中去，从而实现干预获益的最大化。另一方面，人也是情绪化的动物，容易受到外界和内在因素的干扰，在其情绪状态不佳时如果勉强实施干预则可能会影响治疗的效果，甚至威胁到患者的生命。疾病的风险控制是关系到生命安危的大事，切不可因情绪化的因素而影响到疾病的治疗，因此当干预者受到情绪化的干扰时，就需要根据情况调整干预时机或更换干预者。例如一名外科医生在手术前因家庭或工作原因出现了难以控制的情绪波动，如果勉强实施手术则可能影响术者在手术当中的观察力、判断力、应变能力和注意力，最终会影响到手术的效果和患者的恢复，更有甚者可能会因为失误而造成难以挽回的后果。这时最好的选择是：如果是急诊手术可以请高年资或同年资医生代替，如果是择期手术则可以改变手术时间来避免不必要的干预风险。

3. 干预手段相关时机　近10年来医学科技发展极为迅速，带来了从诊断到治疗、从药物到器械的变革，随着诊疗经验和治疗理念的发展变化，给医学带来的不仅是干预手段的优化和更新换代，还有干预手段相关时机的变化。也就是说传统的干预手段并不能抓住最佳的干预时机，而随着干预手段的不断更新能实现干预时机的不断优化。例如婴幼儿的先天性心脏病治疗，由于传统的体外循环技术会诱导体内大量炎症因子释放，导致血管通透性增加，从而造成患儿严重的组织水肿和心肺功能不全，甚至会导致患儿死亡，因此以往的观念多建议待患儿成年之后再行手术治疗。然而在这段时间内疾病还会继续进展，如果情况进一步恶化可能会导致患儿无法进行手术。另外，在等待手术时机的同时患儿也会承受着疾病的折磨，失去了和健康儿童一样享受美好童年的机会。当前随着超滤技术在幼儿体外循环心脏手术的应用，可以明显减少术中出血量和输血量，可以提高肺的氧合功能，改善术后心肺功能，使患儿疾病一旦发现便有了实施根治性手术的机会，这种干预时机的获得是与科技的发展和干预手段的进步分不开的。

二、如何把握干预时机

以往我们谈到干预时机的把握往往是根据干预者的经验或循证医学的依据，然而不可能有一模一样的疾病和一模一样的患者，因此干预时机也不可能完全借鉴既往的经验或他人的观念。如果能从科学量化的角度来总结如何在诊疗中把握最佳的干预时机，就能在以后的干预过程中举一反三，充分发挥干预者和干预手段的最大效能。我们讲的最佳干预时机，即根据干预收益与干预风险的变化，选择两者差值最大的时机。在实际临床工作中，干预时机的选择应遵循如下决策顺序：①判断干预风险是否低于干预收益，干预风险高于干预收益的时机不可实施干预；②当满足①时，判断干预收益和干预风险是否会出现变化，如果预期干预收益与干预风险的差值会增大，则应选择等待，反之则选择尽早干预；③当不满足①时，寻求可降低干预风险或提高干预收益的辅助干预手段，对干预手段进行优化，如仍无法满足①，则应更改干预目标和干预者/干预手段组合重新评估，当在现实条件下始终无法满足①时，则选择停止干预。

1. 安全性 医疗的核心在于安全，干预时机的选择也是一样，确保患者的生命和健康是确定干预时机的第一目标。随着干预手段的不断进步和技术经验的不断提高，治疗的适应证逐渐放宽，这其中不仅包括越来越多的疑难杂症获得治疗的机会，也包括了对干预时机的要求越来越宽泛。例如急性胆囊炎既往若发作超过48小时则建议非手术治疗以防止组织炎症水肿而造成脏器和管道的损伤，随着腹腔镜技术的发展和术者经验的积累，很多患者在炎症期也能够实施微创手术治疗，并获得了良好的治疗效果，然而并发肝动脉、胆管意外损伤的情况也随之增加，有些甚至会给患者带来不可逆转的损伤和痛苦，甚至威胁到患者的生命安全。因此笔者并不提倡违反医疗原则地去解除对干预时机的限制，即使是为了患者的获益来拓宽治疗的适应证，也应该建立在充分准备和自身能力提高的基础上。

2. 有效性 在确保患者安全性这一目标后，干预者就应当考虑如何不断地在干预风险和收益中进行平衡，当判断出最大的干预收益和干预风险差值时便是最佳的干预时机。追求患者获益最大化也是不断调整干预时机的过程，需要干预者通过临床过程中的不断实践和反复优化，紧跟医学科技发展前沿才能得以实现。当然随着医学的不断发展最佳干预时机是相对的，只要能使患者临床获益的干预时机都是有效的干预时机。干预时机其实是一个横断面，在这个横断面上干预者、干预手段、疾病风险是一定的，其所带来的干预收益和干预风险也是一定的，干预者所要做的就是要确保在实施干预的每个横断面上风险收益差值能达到使患者获益的最终目标。例如对胰腺导管内乳头状黏液瘤来说，手术切除是唯一有效的治疗方法。但是当肿瘤直径＜ 3cm 时，肿瘤恶变概率极低，且行胰腺手术的风险较大，预期的干预收益明显低于干预风险，此时选择手术治疗并非最佳时机，而应选择随访观察。但当肿瘤生长速度较快，或者肿瘤直径超过 3cm 时，考虑肿瘤出现恶变的可能性较大，此时疾病风险迅速增加已经明显超过了实施手术的干预风险，因此需要立即手术治疗。

3. 动态性　所谓最佳干预时机其实也是相对的。对于同样的疾病其干预时机也是不同的，需要根据疾病的发展程度和风险变化来动态地做出决策。例如同样是急性结石性胆囊炎，在疾病发作的 48 小时内应行急诊胆囊切除手术，以最快速、最有效地去除病灶，而当胆囊炎发作超过 48 小时后，胆囊及周围组织炎症、水肿严重，若勉强行手术治疗容易造成胆管和血管损伤等严重并发症，如果遇到这种情况应该建议患者行抗炎等非手术治疗 3 个月，胆囊与周围组织炎症水肿减轻，干预风险降低后这才是最佳干预时机，可以实施干预。然而疾病的动态发展性和不确定性又可能导致继发性的急性梗阻性化脓性胆管炎，这种疾病更为凶险，能够导致全身炎症反应综合征，诱发多器官功能衰竭甚至死亡，这时通过权衡利弊需要紧急行手术治疗，因此疾病风险的动态性决定了干预时机的动态性，需要用动态发展的眼光来看待问题。

三、意义

干预时机是医疗过程中“看不见、摸不着”的主观因素，这个主观因素不是孤立存在的，而是与疾病风险、干预者和干预手段之间相互联系、相互影响，共同构成了预控医学的四要素。根据疾病风险、干预者和干预手段之间的相互关系选择最佳的干预时机对于实现患者收益最大化至关重要，对临床工作有着现实的指导意义。一方面合理的干预时机能够使干预者发挥出最大的主观能动性，充分利用其临床思维和优化的干预手段更好做出决策并实施干预；另一方面通过合理的干预时机还能跳出医疗水平和平台对干预者和干预手段的局限和禁锢，在现有的诊疗水平和干预能力范围内使患者获得最好的治疗结果。

参考文献

[1] 施凉潘，黄顺涵，郑志华，等．急性重症胆囊炎手术时机选择分析．中

国普通外科杂志， 2018， 27（2）： 225-230.
[2] 黄志强 . 努力提高对重症急性胆管炎的治疗效果 . 中国实用外科杂志， 1986， 6： 12.
[3] 黎介寿 . 改善粘连性小肠梗阻手术的质量 . 中国实用外科杂志， 2000， 20（8）： 450-452.
[4] 毛文君， 陈静瑜 . 体外膜肺氧合在肺移植前支持过渡中的应用 . 器官移植， 2011， 2（4） ：209-216.
[5] Hoopes CW， Kukreja J， Golden J， et al. Extracorporeal membrane oxygenation as a bridge to pulmonary transplantation. J Thorac Cardiovasc Surg， 2013， 145（3）： 862-867.

第 2 章

外科风险管理

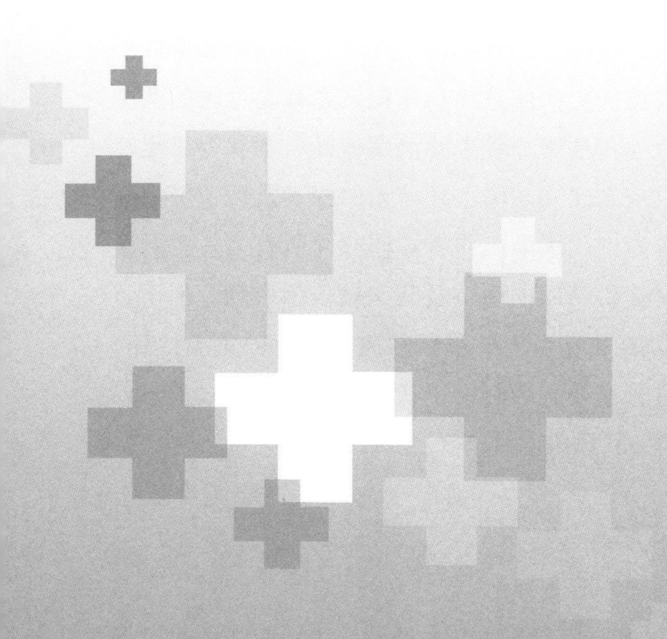

第一节　历史上的外科风险

外科学，是医学科学的重要组成部分，是临床医学的主要分支学科之一。外科学（surgery）一词，来自拉丁文“Chirurgia”，由希腊文“Cheir”（手）和“Ergon”（工作）组合演变而成，寓意外科学是一门与操作紧密相关的学科。

外科学的概念、范畴、治疗手段与工具，以及能够解决的医学问题，随着人类历史的前进逐渐变化。尤其是过去的两个世纪内，工业革命与科技爆炸带来的浪潮使外科学获得了迅速发展。今日外科巨塔之建立，离不开前人的探索发现、努力创新与经验总结；作为当代医学工作者，亦应向所有为外科乃至整个医学事业发展提供帮助的患者及其家属表示敬意。但不可否认的是，外科学的发展是一条革新与风险并存的荆棘之路，对外科学发展史进行简要回顾有助于认识历史上发生过的、已解决和尚未解决的外科风险。

一、古代外科学

1. 外科学的起源　外科作为基本的治疗手段起源很早，据考古学家发现，公元前 3000 年南美洲的古印加人已经可以进行初步的开颅手术（图2-1）。古印加人的开颅手术不仅是作为治疗手段，同时包含了巫术的成分。但当时印加人采用怎样的麻醉、止血和抗感染技术，使患者度过手术期，并得以长期生存，目前仍不清楚。

直到公元前1600年，人类历史上第一本外科著作——古埃及的《艾德温·史密斯纸草文稿》完成。其应用标准化的病例记录方式对48种常见意外创伤进行了详细阐述，并载有降低颅内压的开颅手术，可谓最早的神经外科医学文献。此外，对

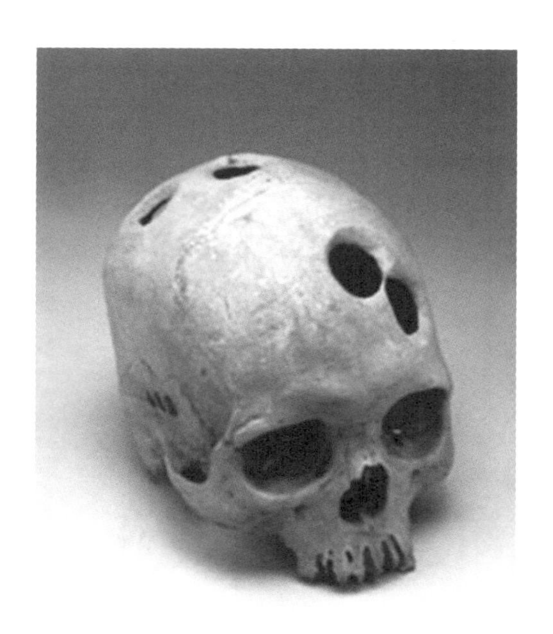

图2-1　**古印加女性头骨**

于脊椎伤害、颞下颌关节脱位、各种骨折等的诊疗方式也有十分精确的记载。

2. 希波克拉底和盖伦　公元前5世纪—前4世纪，“医学之父”希波克拉底（Hippocrates，460—370 B.C.）（图2-2）所著的《希波克拉底誓词》中有一段话，“尤不为妇人施堕胎手术……凡患结石者，我不施手术，此则有待于专家为之”。其承认了外科医生的技能，将外科学与内科学区分开，在西方医学史上造成深远的影响。但由于当时外科应用范围小、损伤大、风险高，这份誓词所造成的负面影响也使得外科长期被视为污秽的低级医学。

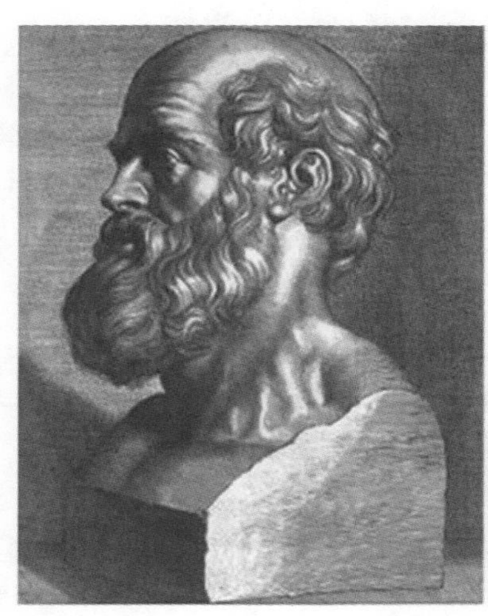
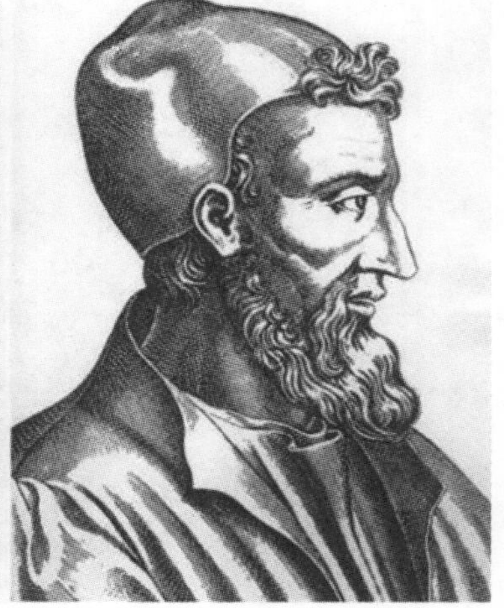

图2-2　希波克拉底（左）和盖伦（右）

生活在古罗马时代的盖伦（Galen，129—216 A.D.）（图2-2）是医学史上又一外科巨匠。他进行了大量的人体解剖学研究，并大胆实施了前无古人的脑和眼的手术，相传其共著有500余部著作。但随着盖伦著作的传播，逐渐沦为教条，形成“盖伦主义”。盖伦的“肝脏五叶说”和放血疗法（图2-3）一直被后世迷信：前者（注：与现今肝脏五叶八段的解剖分段不同）直到1500年后仍为当时的大学教授所信奉，即使面对解剖尸体中的肝脏仍认为是“变异”；后者影响更加深远，甚至到18世纪末，美国国父华盛顿（George Washington，1732—1799 A.D.）因患急性上呼吸道感染引起呼吸道梗阻，当

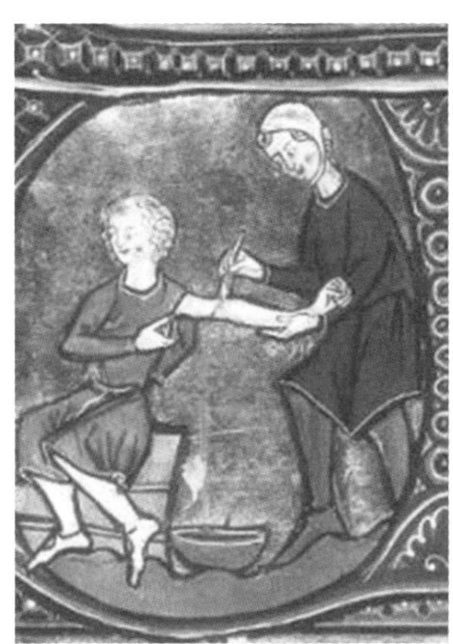
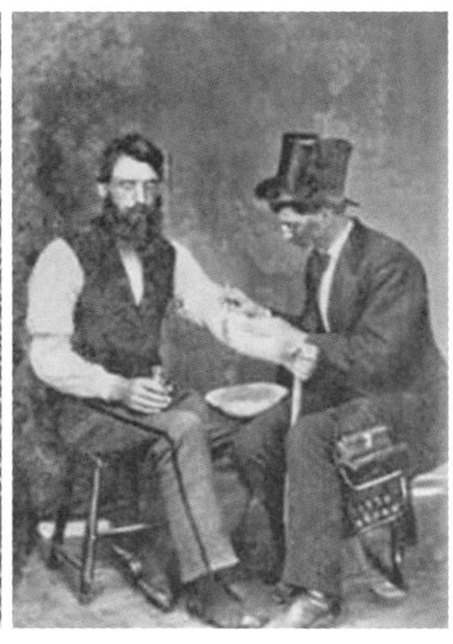

图2-3 放血疗法

时的医生采用放血疗法而未行气管切开，不仅没有达到治疗效果反而造成失血性休克，华盛顿因医治无效当晚便溘然长逝。

希波克拉底和盖伦的学说对后世影响深远：中世纪欧洲的医生们普遍认为沾染血液有损他们的尊严；而当时手握大权的教会不把外科当作重要的医学，仅把其作为迫不得已的治疗手段，加之当时没有麻醉手段，这使得外科医生的声誉不佳；此外，若治疗结果不佳，外科医生的人身安全甚至都会受到威胁。因此，当时外科医生的地位低下且多由理发师兼任（图 2-4），英国在 1540 年成立了理发师——外科医师协会。据传，现代发廊前面旋转的红蓝白三色筒，代表的就是动脉、静脉和绷带。直到文艺复兴时期后，人们对解剖学进行深入研究并与外科学结合起来，外科才在真正意义上脱离了手工行业的范畴。

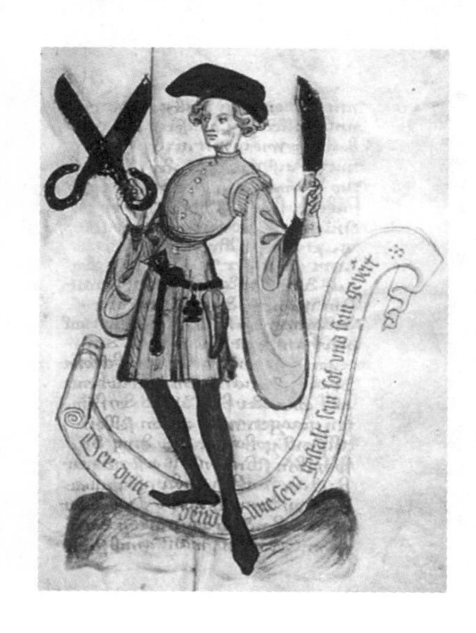

图 2-4　**15 世纪绘制的《中世纪理发师》**

3. 我国古代的外科学　我国外科学的起源很早，周朝已有医政的设置和医疗的分科，并将外科医生称为“疡医”，《周礼·天官》记载其职责是：“掌肿疡，溃疡，金疡，折疡之祝药，杀之齐”。“外科圣手”华佗（145—208 B.C.）采用“麻沸散”进行麻醉，“刮骨疗伤”治疗慢性骨髓炎，在我国外科发展历史上留下了浓墨重彩的一笔。但由于缺乏对解剖学的探索，外科学并未在我国生根繁衍。

古代外科学尽管亦有光辉的闪光时刻，但总体受限于基础科学的发展限制、宗教政治和封建迷信的思想桎梏，发展十分缓慢。与此同时，外科存在极高风险，疼痛、出血、感染等外科风险都是“不能承受之痛”，如何解决这一系列外科风险是接下来外科学发展的主旋律。

二、近代外科学

围绕整个外科发展历程的核心问题——疼痛、感染、出血，这些外科风险始终困扰着外科医生。由于手术时患者十分痛苦，休克极多，迫使手术向快速方向发展，甚至在外科医生中掀起了一股竞速的浪潮。其中最著名的就是英国医生李斯顿（Robert Liston，1794—1847 A.D.），据传他能用 29 秒做完一条腿的截肢手术，90 秒内完成一条手臂的截断与缝合。更负“盛名”的是他完成了一例死亡率 300% 的惊悚手术：在一次截肢手术中（图 2-5），李斯顿迅速锯下了伤者的大腿，并误切了在一旁按住伤者的助手的手指，患者和助手都死于术后感染；而第三个死亡的是在一旁观摩手术的观众，由于手术过程过于血腥恐怖而死于休克。

虽然这绝无仅有的300%死亡率手术看似十分荒谬，却是在缺乏有效麻醉和抗感染手段的时代的真实写照。而李斯顿医生也非所谓庸医，反而是当时极负盛名的外科医生，这提示仅仅通过个人高超的医术并不能绝对使患者获得良好预后，我们更需要由基础学科发展而来的各种先进技术支持以减少外科风险。

1. 麻醉术的建立与应用　直到19世纪，医生才将吸入麻醉剂用于手术麻醉以解决了术中疼痛问题。目前普遍认为第一次使用乙醚作为麻醉剂的是美国乡村外科医生朗（Crawford

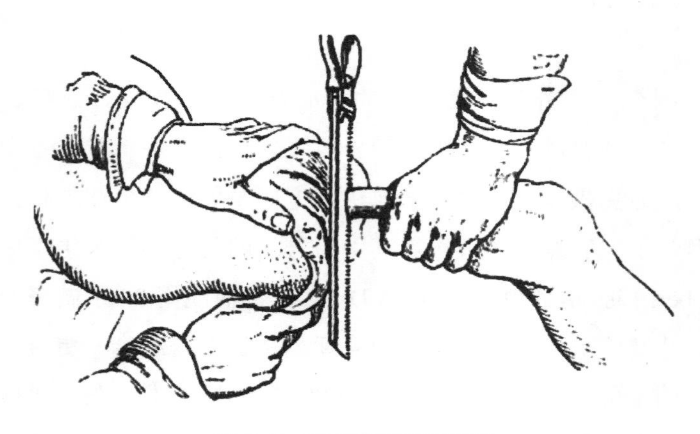

图 2-5　19世纪截肢示意图

Long，1815—1878 A.D.），他在 1842 年 3 月 30 日应用乙醚吸入麻醉为一位患者切除了颈背部 1.5in 的肿瘤，且患者未感觉到疼痛。但由于地处偏僻，他的成果在当时仅为同事和好友所知，直到 1848 年才获报道。另一位外科麻醉的创始人是美牙科医生韦尔斯（Horace Wells，1815—1848 A.D.），他受到一次笑气的巡回演出的启发，于 1844 年将笑气当作麻醉剂用在自己身上，让助手拔下了一颗智齿，并且毫无痛感。1845 年，韦尔斯在他的学生莫顿（William T.G. Morton，1819—1868 A.D.）的帮助下在波士顿的马赛诸赛总院做了公开表演，然而麻醉剂用量不足，患者大呼疼痛，韦尔斯因此被赶出了大门，其名誉亦大受影响。受韦尔斯的启发，莫顿在 1846 年 10 月 16 日经朋友推荐，在麻省总医院的手术室内，公开进行了乙醚麻醉试验手术（图 2-6），在患者几乎无知觉的情况下拔掉了他的牙齿。自此麻醉术开始在世界各地推广，术中疼痛不再是困扰外科医生的难题。

2. 外科消毒法与抗生素　外科消毒法的理论基础主要来自于 19 世纪 60 年代法国微生物学家巴斯德（Louis Pasteur，1822—1895 A.D.）的鹅颈烧瓶实验（图 2-7）。巴斯德分别把肉汤灌进普通烧瓶和鹅颈烧瓶，瓶口敞开，外界空气可与肉汤表面接触，最终鹅颈烧瓶内的肉汤未发生腐败变质。通过巧妙设计，其研究结果证实了细菌是物质发生腐败的原因。

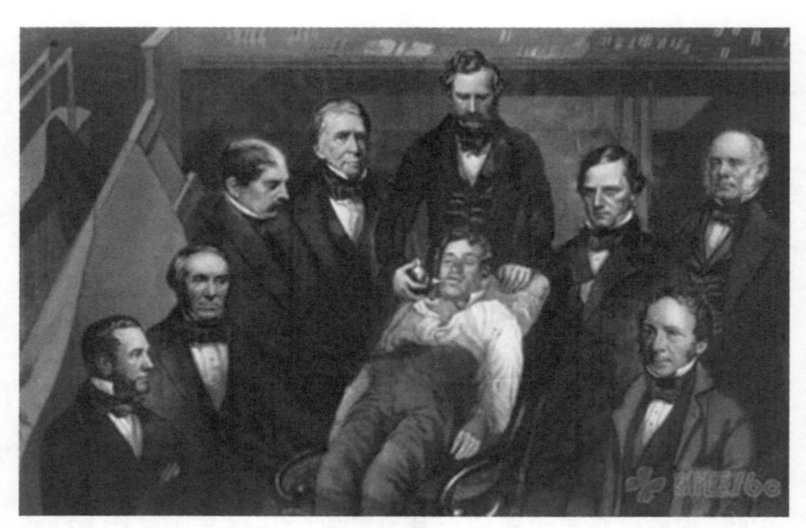

图 2-6　乙醚麻醉拔牙手术试验

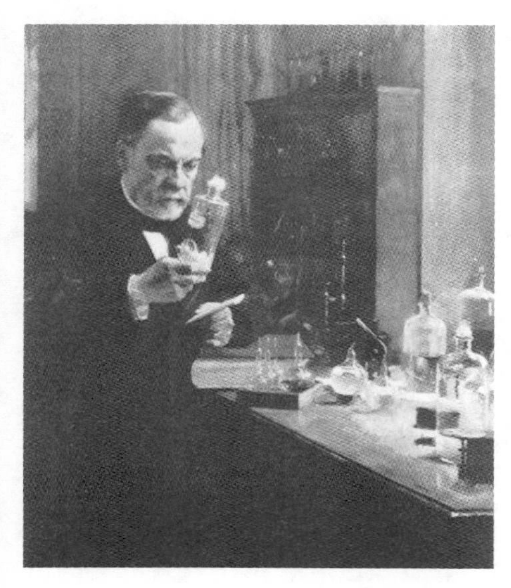

图 2-7　巴斯德正在进行实验

英国外科医生李斯特（Joseph Lister，1827—1912 A.D.）深受启发，开始研究手术抗感染问题，并首先提出缺乏消毒是手术后发生感染的主要原因。李斯特认为：防止术后感染的最好方法是在细菌进入暴露的伤口前将其消灭。李斯特采用石炭酸作为灭菌剂，要求医生术前洗手，使用经过消毒的器械和纱布，建立了一套新的灭菌法。1867 年李斯特总结发表了关于灭菌术的研究成果；在经过长期宣讲和演示实验后，其灭菌原理终于被医学界广泛接受，李斯特亦被称为“外科消毒之父”。

至 1929 年，英国微生物学家弗莱明（Alexander Fleming，1881—1955 A.D.）发现了青霉素，并在第二次世界大战末期得到批量生产，从而迅速扭转了盟国的战局。战后，青霉素更得到了广泛应用，拯救了数以千万人的生命。此后一系列抗生素被发现、合成，外科感染问题得到了极大程度的解决。

3. 止血技术和输血　16 世纪，医学发展使人们认识到对于枪伤等战创伤应行消毒处理以防止感染，但当时正规权威的消毒止血方法十分残酷——使用沸腾的油或烧红的烙铁高温消毒伤口并烧灼动脉止血，这给患者带来了巨大的痛苦。著名医学家巴累（Ambroise Paré，1501—1590 A.D.）主张清洁处理伤口，据传他在一次处理伤员时沸油用完了，用玫瑰油、蛋黄、松节油等拌成混合油膏涂在伤口上，用以减轻疼痛，并首次将血管结扎止血法应用于伤口止血，且加以应用推广。巴累的贡献使传统外科发生了重大改变，亦使外科医生的地位得到一定提高，医学界一致认为他是“近代外科学之父”。

止血技术的发展不仅得益于外科医生操作技巧的熟练，更依赖于止血器械的发明和改进。1871 年，英国著名外科医生威尔斯（Spencer Wells，1818—1897 A.D.）在前人发明的止血钳的基础上加以改进，设计有 3 ～ 4 个定位齿，大大提高了止血效果。1873 年德国外科医生埃斯马赫（Friedrich von Esmarch，1823—1908 A.D.）发明了止血带——应用一条结实的扁平橡胶绷带，先以重力或压迫方法从肢体驱出血流后，再在近端环扎肢体，阻断循环（图 2-8）。

1901 年美国兰德斯坦因（Landsteiner）发现血型，1930 年获诺贝尔生理学或医学奖。最早把兰德斯坦因血型理论用于指导临床输血的人是卡瑞尔（Carrel），1906 年他曾把输血者的动脉连接在受血者的静脉上，获得了成功，从此可用输血来补偿手术时的失血。初期采用直接输血法，但操作复杂，输血量不易控制。1915 年德国勒威森（Lewisohn）提出了混加枸橼酸钠

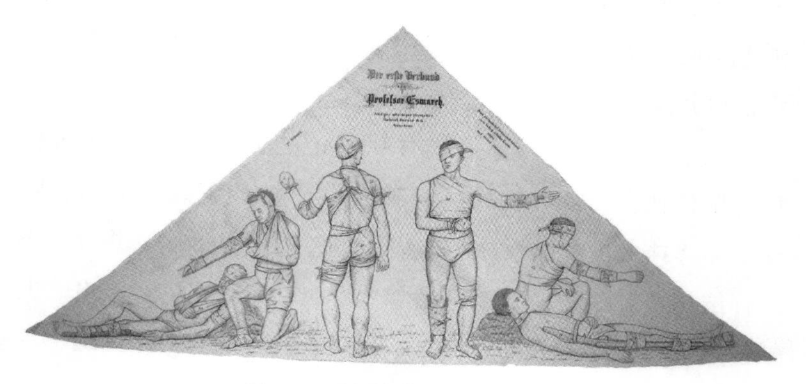

图 2-8　**最初的埃斯马赫止血带**

溶液使血液不凝固的间接输血法，以后又有血库的建立，才使输血简便易行。

输血是挽救失血过多患者的重要方法，医学史上最先进行输血实验的是法国医生丹尼斯（Jean-Baptiste Denys 1643—1704 A.D.）。1667 年 6 月 15 日，他用银质管子连接小羊动脉与人体静脉的方法，先后为一名男孩和一名中年男性进行输血，两名患者最终生存了下来。但将动物血液直接输注入人体将发生严重的溶血反应，后续实验中几例患者都发生严重反应甚至死亡，这种输血方法很快遭到谴责和禁止。直到 19 世纪初，英国医生布伦德利设想用输血疗法挽救产后出血患者的生命，并设计了一套输血器材（图 2-9）进行输血，最终 10 例患者中有 5 例获益。在 1870—1871 年的普法战争中曾大量采用输血的方式来拯救受伤的士兵。

1900 年，奥地利病理学家兰德斯坦纳（Karl Landsteiner，1968—1943 A.D.）在维也纳病理研究所工作时发现，一个人的血清有时会与另一个人的红细胞发生凝集。随后，兰德斯坦纳用 22 位同事的正常血液进行交叉混合试验，发现人的血液按红细胞与血清中的不同抗原和抗体可分为不同类型，他以 A、B、O 三个字母来代表他发现的三种不同类型的血液。1902 年，兰德斯坦纳的学生将试验人数扩大到 155 人，进一步发现了 AB 型血。1927 年，国际上正式采纳了兰德斯坦纳原定的字母命名，即确定 A、B、O、AB 四种血型。至此，现代血型系统正式确立。之后随着枸橼酸钠溶液保存血液方法的发明和成分输

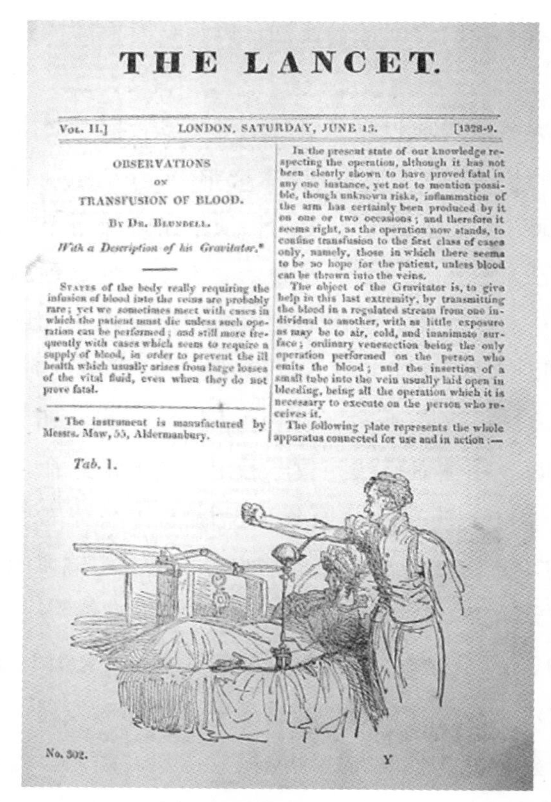

THE LANCET.

Vol. II.] LONDON, SATURDAY, JUNE 13. [1828-9.

OBSERVATIONS
ON
TRANSFUSION OF BLOOD.

By Dr. Blundell.

*With a Description of his Gravitator.**

States of the body really requiring the infusion of blood into the veins are probably rare; yet we *sometimes* meet with cases in which the patient must die unless such operation can be performed; and still more frequently with cases which seem to require a supply of blood, in order to prevent the ill health which usually arises from large losses of the vital fluid, even when they do not prove fatal.

In the present state of our knowledge respecting the operation, although it has not been clearly shown to have proved fatal in any one instance, yet not to mention possible, though unknown risks, inflammation of the arm has certainly been produced by it on one or two occasions; and therefore it seems right, as the operation now stands, to confine transfusion to the first class of cases only, namely, those in which there seems to be no hope for the patient, unless blood can be thrown into the veins.

The object of the Gravitator is, to give help in this last extremity, by transmitting the blood in a regulated stream from one individual to another, with as little exposure as may be to air, cold, and inanimate surface; ordinary venesection being the only operation performed on the person who emits the blood; and the insertion of a small tube into the vein usually laid open in bleeding, being all the operation which it is necessary to execute on the person who receives it.

The following plate represents the whole apparatus connected for use and in action:—

* The instrument is manufactured by Messrs. Maw, 55, Aldermanbury.

Tab. 1.

No. 302. Y

图 2-9　布伦德利 1829 年发表在《柳叶刀》上关于输血疗法的论文

血概念的提出，输血技术日臻成熟。

世界史进入近代之后，文艺复兴和工业革命的浪潮给医学发展注入了“强心剂”，术中疼痛、外科感染及术中止血等以往受到时代技术限制而难以克服的外科风险在这一时代得到了很大程度的解决。

三、现代外科学

在 19世纪以前，外科给人们留下的印象往往是鲜血淋漓的操作和令人胆寒的并发症及死亡率。至 20 世纪，困扰外科学的几大问题已经得到基本解决；两次世界大战固然给人类带来了巨大的伤痛，但其对政治、经济、科学的强烈刺激为外科学的高速发展奠定了基础。受益于近半个世纪的科技进步，外科手术辅助设备得到了全面革新，外科手术也追求更加精细化、微创化。新时代的外科学早已不是一门手工技艺，而是以解剖学、生理学、病理学、实验科学和循证医学为基础，综合伦理学和心理学，促进外科技术朝向更高水平进步的综合学科。

1. 外科规范化与专科化　进入到 20 世纪，由英、法、德、意、美等国引领的西方外科界涌现了一批优秀的外科学家和外科成果，外科手术几无禁区——外科医生已经能够进入人体所有体腔进行手术。发展至此，外科学已经脱离了手工技艺，而成为一门独立科学，但大众对于外科学的固有偏见和印象亟待改变。

20 世纪初，美国著名外科学家霍尔斯特德（William Steward Halsted，1852—1922 A.D.）（图 2-10）在外科学发展的重要关口将其导向了正确的道路。他创立了“安全外科学派”，强调手术安全、操作轻柔仔细，摒弃以往追求的“潇洒的外科技法”，他认为操作轻柔、止血仔细的四五个小时的精细手术远比大刀阔斧的半个小时手术损伤更小。此外，他倡导佩戴乳胶

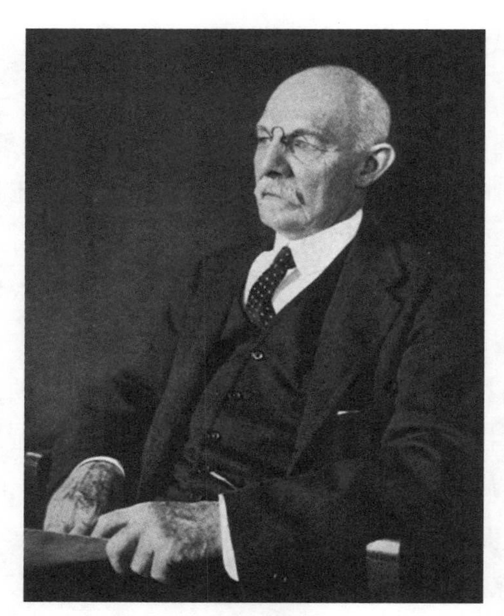

图 2-10　**霍尔斯特德，美国著名外科学家、临床教育家**

手套，更提倡外科教育的规范化和体系化，培养了一批优秀的外科医生。

此后，外科医生逐渐获得认可，社会经济地位也相应提高，但当时仍存在专业职能混淆不清的情况。第一次世界大战期间，美国军事审查委员会发现 50% 以上的眼科受审人员并不具备眼科的专业素养。为满足外科专科化划分和专业素养审核标准的需要，美国相继成立了眼科、骨外科、结直肠外科、泌尿外科、整形外科、外科和神经外科审查委员会。20 世纪美国外科学的发展影响了全世界，经过数十年的不断改进，外科规范化与专科化基本完成；在大众的评价体系中，外科学家也正式摆脱了手工技艺者的名号，成为了名副其实的科学家，这从20世纪获得诺贝尔生理学或医学奖的外科大家的名单中可窥一斑（表2-1）。

表2-1 20世纪获得诺贝尔生理学或医学奖的外科医生

获奖人	国籍	获奖年份	生卒年份	研究领域
Emil Theodor Kocher	瑞士	1909	1841—1917	甲状腺疾病
Allvar Gullstrand	瑞典	1911	1862—1930	眼屈光学
Alexis Carrel	法国	1912	1873—1944	血管缝合及器官移植
Robert Bárány	奥地利	1914	1876—1936	前庭生理和病理学
Frederick Grant Banting	加拿大	1923	1891—1941	人造胰岛素
Anthony Walter Hess	葡萄牙	1949	1874—1955	精神外科学
Werner Forssmann	德国	1956	1904—1979	心脏导管
Charles Brenton Huggins	加拿大	1966	1901—1997	肿瘤学
Joseph Murray	美国	1990	1919—2012	人体器官和细胞移植

2. 手术器械和影像技术的革新　外科手术不仅依赖于外科医生的手术技艺，更取决于手术辅助工具的发展。20世纪科技的巨大进步促使医疗器械和影像技术发生了翻天覆地的变化。

外科学发展史上灼烧止血的方法早已得到应用，但往往手段粗暴，组织损伤严重。1928年美国植物生理学家威廉·博维（William T. Bovie，1882—1958 A.D.）发明了高频电刀

（图 2-11），标志着电外科时代的到来。根据其基本原理，电刀又发展细分为单极和双极电刀，以适应不同类型手术的需要。此后超声刀、Ligasure 血管闭合系统、氩气刀、能量平台、射频刀、等离子刀等不同类型的电外科设备如雨后春笋一般涌现，在技术层面上减少了术中出血和组织损伤。

在医学影像学诞生以前，外科医生仅能凭借症状和体格检查诊断疾病，医学影像设备极大地改变了临床诊断的面貌，亦为后续的导航手术和介入手术奠定了基础。X 射线（X-ray）在 1895 年被德国物理学家伦琴（Wilhelm Conrad Röntgen，1845—1923 A.D.）发现后不久，便被应用于影像检查和疾病诊断。20 世纪 70 年代，英国电子工程师亨斯菲尔德（Hounsfield，Godfrey Newbold，1919—2004 A.D.）发明了 CT（computed tomography），即电子计算机断层扫描，并获 1979 年诺贝尔生理学或医学奖。相比于 X 射线，CT 将多层的 X 线图像重

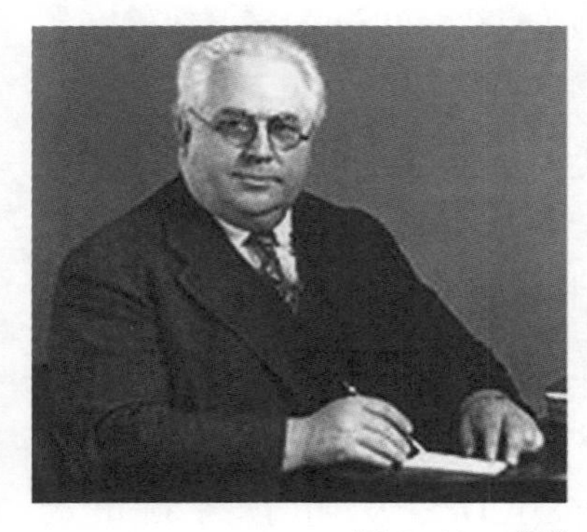
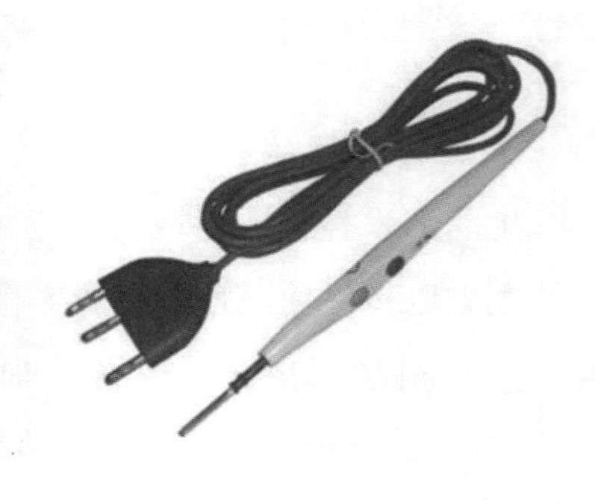

图 2-11　威廉·博维与高频电刀

建，获得了信息含量更大、甚至堪比手术解剖的图像。磁共振这一物理现象在20世纪40年代就被提出，30余年后磁共振成像（magnetic resonance imaging，MRI）技术应用于医学领域：70年代末，一台长达1m的0.15T磁体问世，并于1980年12月3日得到第一张人体头颅磁共振图像。MRI空间分辨率高，获取的解剖信息超过CT，获得各国的竞相开发。超声（ultrasound，US）的发展得益于第二次世界大战中兴起的雷达与声呐技术。历经简单的A型超声诊断能提供断面动态的B型超声，目前临床上使用较多是彩色多普勒血流显像仪。此后数字减影血管造影（digital substraction angiography，DSA）、单光子发射计算机断层成像（single-photon emission computed tomography，SPECT）和正电子发射断层成像（positron emission tomography，PET）等相关技术不断被开发，医学影像设备的体系日渐完备。

3. *微创外科理念的发展* 纵观整个外科学发展史，外科医生的努力可以总结为：尽力完成手术或治疗，而不给患者造成难以接受的损伤。“微创”的概念其实始终存在，至20世纪后叶，微创外科的理念得以逐渐明晰。以1987年法国里昂医生首先完成腹腔镜胆囊切除术为代表，微创外科逐渐走入人们的视野。

微创外科的理念与传统外科并无对立，“微创”的程度与当时科学技术的发展紧密相关。微创外科的理念较为广泛，相比“腔镜”“小切口”“小径路”“内镜”等词，“微创”更加强调在同样完成目标的前提下，给机体造成最小的创伤，而不局限于使用何种方式或器械。微创外科不仅仅是满足了患者对于小切口的追求，更切实地减少了患者的手术损伤。以恶性肿瘤为例，腹腔镜探查避免了巨大的切口，极大地减轻了患者痛苦，也为患者的后续治疗争取了宝贵的时间。

当今之外科正向微创、精细、智能转变，作为腹腔镜技术的延续——机器人外科日渐繁荣。经过数家公司对几代机器人的研发，美国直觉外科公司开发的达芬奇手术机器人在 2000 年通过了美国 FDA 的认证，并在市场获得了巨大成功。达芬奇机器人由于其较高的放大倍数、三维视野及灵活而稳定的机器手和关节，大幅提高了手术的速度精确度。截至 2017 年，中国大陆已装机 69 台；笔者自 2012 开始使用达芬奇机器人完成肝胆胰外科手术（图 2-12），至 2017 年共完成 1800 余例，笔者体会其与腹腔镜手术在术后并发症发生率上无明显差异。

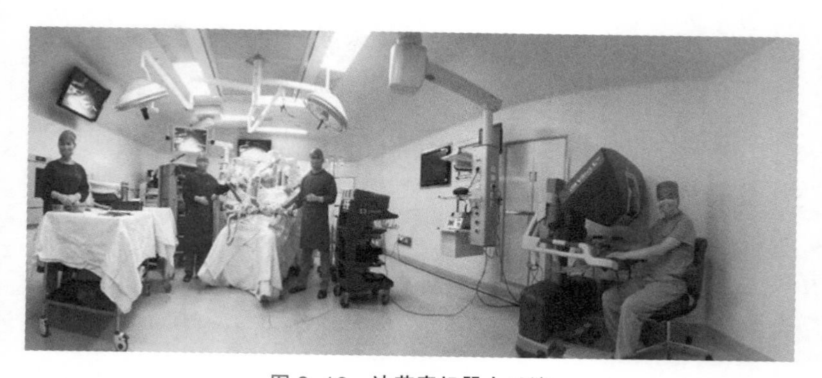

图 2-12　**达芬奇机器人系统**

外科学已经步入以腹腔镜外科和机器人外科为代表的后微创外科时代，但不应忽略微创外科理念的核心，不应为“微创（小切口）”而微创，而应当真正将患者作为一个整体考量，以在手术完成的前提下损伤最小为评价标准做出合理决策。

纵观外科学发展史，外科学历来是紧跟当时的科技前沿发展，而不是一成不变的学科。而围绕外科手术为核心，外科医生始终面临着不同的外科风险，其中有些已经湮没在历史的长河，有些至今仍未完全解决。当前外科发展的大方向，已经不单纯局限于处理已经发生的问题，甚至不仅仅是早期手术和处理，而应当“治病于未然”，预控外科的时代近在咫尺。

参考文献

[1] Breasted J H. The Edwin Smith Surgical Papyrus. The Classics of Medicine Library，1930：281-284.
[2] [英] 罗伯特·玛格塔著 . 李城译 . 医学的历史 . 太原：希望出版社，2003.
[3] Nutton V. Logic，Learning，and Experimental Medicine. Science，2002，295（5556）：800-801.
[4] 苏上豪 . 开膛史 . 北京：中信出版社，2014.
[5] 黄志强 . 传统外科与消失中的外科传统——外科学的历史发展观 . 消化外科，2005，4（02）：77-83.
[6] Gawan A. Two hundred years of surgery. N Engl J Med，2012，366（18）：1716-1723.
[7] J L. On a new method of treating compound fracture，abscess，etc.，with observations on the conditions of suppuration. Lancet，1867，89（2273）：326-329.

[8] 黄志强 . 微创外科与外科微创化——21 世纪外科的主旋律 . 中华外科杂志， 2002，40（1）： 9-12.

第二节　外科风险预控理论

外科诊疗是以外科手术等一系列有创操作为核心的治疗方法，其理念应当是挽救生命、保存功能并制止伤害的扩展，而不是单纯完成一次手术。相较于其他治疗手段，外科诊疗不仅面临来自疾病的威胁，同时受到外科操作本身带来的“副作用”的影响，往往具有更直接、严重的风险。外科学的发展历程可以说就是一部如何减少外科风险的血泪史，更多的是当造成恶果之后，再求因索源以期改善，受限于时代，外科医生也走了不少弯路。时至今日，数次科技革命给我们带来了人类发展的巨大动力，其蕴含的智慧结晶极大促进了诊疗思想和技术进步。今日之外科再不应该“走一步看一步”，抱着“亡羊补牢，犹未晚也”的心态，做好外科风险预控，真正做到预防伤害的发生及发展才是今后外科发展的核心思想。

一、概念与内涵

《黄帝内经》有云：“上工治未病，不治已病，此之谓也。”意为：应当在疾病没有发作或蔓延的时候进行干预，防患于未然，而等疾病发作再进行治疗就落了下乘。此后唐朝名医孙思邈（541—682 A.D.）在其所著《千金方》（图 2-13）中提到："上医，医未病之病；中医，医欲病之病；下医，医已病之病。"其通过将疾病分为"未病""欲病""已病"三种情况，指出高明的医生能够在疾病未发生的时候早期诊断并治疗，防微杜渐；一般水平的医生在疾病症状逐渐显现的时候，及时将疾病控制治愈；而水平低的医生只有在疾病完全发作，病情凸显的时候，才发现疾病的端倪进行补救。古代中国的仁人贤士其实早已经提出了医学发展的高级模式——"治未病"，其包括两层含义，即未病先防和既病防变，名为"治"病，其实重点在于"防"，由此可见，做好疾病预防的思想

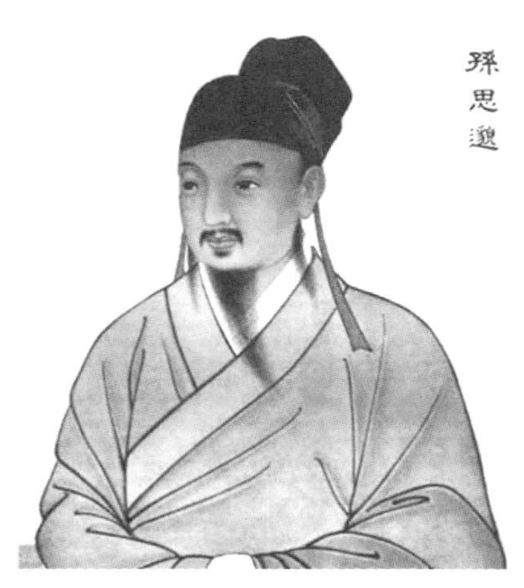

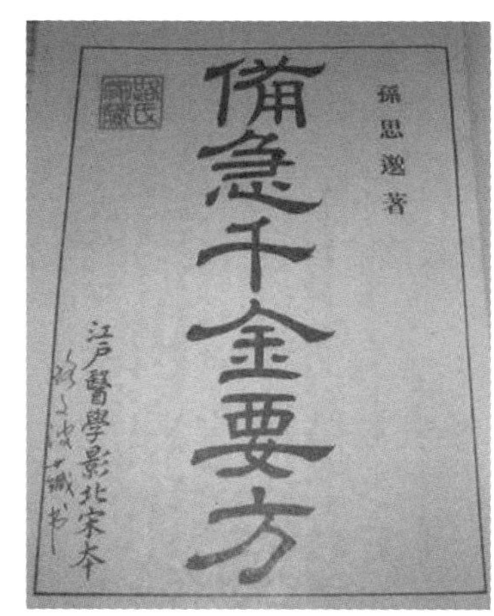

图 2–13　"药王"孙思邈和《千金方》

古已有之。然而自外科学诞生以来，外科医生似乎陷入了某种思维怪圈，以“切除”为纲，大刀阔斧地对患者进行“改造”。外科医生的惯性思维导致往往出现问题才开始处理问题，历史上血淋淋的教训犹在眼前。在医学的概念中，“病”指疾病、疾患，而具体到外科中，需要“治”或“防”的“病”其实就是外科操作所带来的风险。如今的外科医生，尤其是基层医疗机构的医务人员，仍然普遍缺乏外科风险的防范意识，对于熟练利用科学的方法和技术工具处理外科风险仍有欠缺。笔者提倡应用风险预控理论，掌握运用科学的风险预控体系，系统性地应对、处理外科风险。

外科风险预控理论是指对尚未发生的潜在外科风险进行风险识别和风险程度评估并进一步采取措施进行风险预防，以及对已经发生的外科风险进行及时的风险控制，旨在避免风险发生或减少风险的损伤。解决外科风险并做好风险预控的关键核心就在于注重培养外科风险预控意识，科学利用已有技术手段，总结理论与实践的经验教训，形成完整的外科风险预后控制体系（图 2-14）。

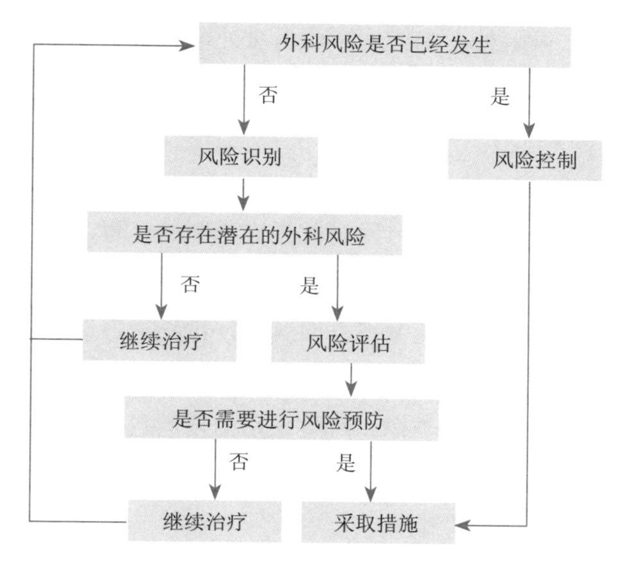

图 2-14　**外科风险预后控制理论流程**

二、外科风险预控体系

外科风险预控体系的主要内容包括两部分。

一是风险识别、评估与预防。在风险发生之前，外科医生应当对潜在的风险进行预判，了解哪些风险可能发生，对可能发生的风险进行系统评估，确定风险造成后果的严重程度，最后采取措施，消除风险或减少风险发生的可能。

二是风险控制。一旦风险发生，应当立即进行干预，切断风险的发展链条，并及时处理已经造成的不良后果，做到损伤最小化。在风险处理完毕后，应当对处理方案进行总结并持续改进，采取方案将高风险向低风险转化，真正做到防患于未然。

1. 风险识别、评估与预防

（1）风险识别：风险识别是整个风险预防过程的第一步，是指外科医生对于潜在风险进行预先判断的过程。一方面可以通过医生积累的经验进行粗略判断；另一方面，更重要的是应用循证医学的原理，结合现有的风险评价体系，对具体情况进行分析、归纳和评价，从而预测外科风险是否可能发生，并总结风险发生的原因和规律。风险识别的要素包括风险事件、风险因素及不良后果，在于其重点是掌握风险发生的原因和条件，以及风险本身具有的性质。

风险识别的过程是风险预控过程中最困难的一步，其不仅需要对外科风险发生发展的原理有超清晰的认识，同时还需要对具体病例的细致观察和全面了解，最后还需要掌握科学的风险分析和预判方法。

（2）风险评估：风险评估指在风险识别的基础上，基于已经通过广泛认可的循证医学证据，并利用现有辅助检查手段和风险评价量表，运用统计学方法对可能发生的外科风险进行系统性客观评估，评估其严重程度，为下一步进行风险预防提供依据。

风险评估的过程十分复杂，且通常要求定量分析，在医学难以精准量化的特殊背景下，风险评估的进行是有诸多限制的。外科医生应当采取合理的风险评估方法，将效度、信度与易用度相结合。此外应当注意，并非所有外科风险都可以完全避免，进行风险评估可以帮助外科医生正确评价外科治疗的利与弊，做到采取的治疗对于患者的总体收益最大，而并非要因噎废食，只要存在风险就停止治疗。

风险识别和风险评估是进行风险预防的必要内容，预判是“性”，评估是“量”，两者相辅相成，互相联系。只有预判到风险的存在，才能进一步有意识有目的地评估风险。只有通过风险识别和评估，才可明确导致外科风险发生的各种因素，为拟定风险预防方案和辅助临床决策服务。

（3）风险预防：风险预防是指在外科风险发生前为了避免、消除和减少其引起的损失所采取的具体措施，其重点在于减少风险因素以降低损失发生的概率。风险预防的具体形式或措施并无限制，包括改变手术方式、改进手术技巧、调整用药方案，甚至是合理的医患沟通。只要有助于减少风险发生，都可以成为外科医生努力的方向。

风险预防的远期目标是形成完整的风险预警系统，除了合理的医疗规范最大化外科医生的主观能动性，利用新出现和新发展的高新技术手段可以实现对患者情况和外科医护人员的治疗行为进行实时监控，将外科风险扼杀在萌芽阶段。

2. 风险控制　当外科风险已经发生时，意味着风险预防的手段已经失效，此时应当立即转换思路，果断采取模式化干预手段，早期限制损伤，打断风险发展链条；严格考虑其他有可能加大损伤的处理措施，避免损伤进一步扩大。

损伤控制理念在20世纪70年代即已提出，但主要适用于受到严重创伤的患者，目的主要是不进一步加重损伤，造成“手术完成了，人也没了”的得不偿失的局面。笔者认为面对一般外科风险，尽早发现、果断处理的理念较为适用，而面对严重创伤时，避免风险扩展，将风险控制在小范围内更具有现实意义。

同时要做到干预优化，即在风险预控的过程中持续改进处理手段，将不良后果的严重程度控制在最小范围内。在一次处理事件后，应对全部过程进行总结讨论，反复优化处理流程，做到再次面对风险时有条不紊，达到效果最佳。干预优化的措施基于两点：一是经验，即在风险发生后不断总结经验，进而总结为理论；二是文献，主要依靠学习循证医学证据等级较高的文献，并不依赖于外科医生亲身所见的外科风险。将两者有机结合可以达到更好的风险控制效果。

外科风险预控理论是正确应对外科风险的思想体系，主要内容包括风险识别、风险评价、风险预防、损伤控制与干预优化。其重在“预”，兼顾“控”，预控结合，核心目的是将风险扼杀在未发生之时。之后的章节将详细介绍风险预控理论的各项内容，以期对外科专业读者提供合理管理外科风险的方法论。

参考文献

[1] 任廷革 . 黄帝内经 · 灵枢经 . 北京：人民军医出版社， 2006.
[2] 孙思邈 . 千金方 . 刘清国，吴少祯， 韩秀荣，主校 . 北京：中国中医药出版社，1998.

第三节　外科风险识别

外科风险客观存在于整个外科诊疗过程中，具备事先难以发现而一旦发生后果较严重的特点。简单来说，要预防风险，就要先明确是不是存在风险，这就是风险识别。风险识别是否全面、正确，是决定能够成功预防外科风险的关键。成功进行风险识别，就是要回答以下几个问题：有哪些外科风险需要考虑，哪些个体会受到何种影响，引起这些风险的主要有哪些因素。风险识别是风险预控的第一步，也是最重要、最困难的一步。

一、外科风险识别是什么?

例 1　某患者，70 岁，就诊于某三甲医院普通外科门诊，自诉腹痛、腹胀伴嗳气 1 年，查腹部增强 CT 示胃窦占位，未见远处转移，考虑恶性可能性大。既往史：1 年前心肌梗死发作，行心脏支架置入术，术后恢复良好，持续服用华法林至今；慢性阻塞性肺疾病病史 10 年，药物治疗后病情平稳。现为求手术治疗前来就诊。医生在询问病史、浏览病情相关资料、进行体格检查后，给出以下建议：①停用抗凝药物 1 周后，查凝血四项，指标无明显异常后，就诊我科行手术治疗；②心内科、呼吸内科、麻醉科联合会诊，完善术前评估。

以上是医院普通外科门诊的一次非常普通的就诊过程，但外科医生根据患者情况，结合自身经验做出了非常合理的判断：由于患者服用抗凝药物，为外科手术禁忌证，故需要停药 1 周并查凝血功能无异常后再行手术治疗；另由于患者有心脏病、肺部疾病病史，需要联合相关科室进行术前评估，以明确患者是否能耐受手术。本例中外科医生识别患者存在术中出血及心肺意外等风险，采用了合理策略予以应对。从以上病例可以看出，风险识别并非遥不可及，而是时刻应用在外科临床实践中，并对决定临床诊疗方案具有重要的影响。

外科风险识别即在风险造成不良后果以前，外科医生经过全面、持续、客观地判断与分析，确定患者是否可能发生外科风险、潜在外科风险的类型及风险来源，并认识各种外科风险，总结规律分析外科风险发生原因的动态过程（图 2-15）。外科风险识别相关要素主要包括各类外科风险事件、风险因素及不良后果，风险因素定义为有可能增加外科风险发生频率或严重程度的条件或事件。

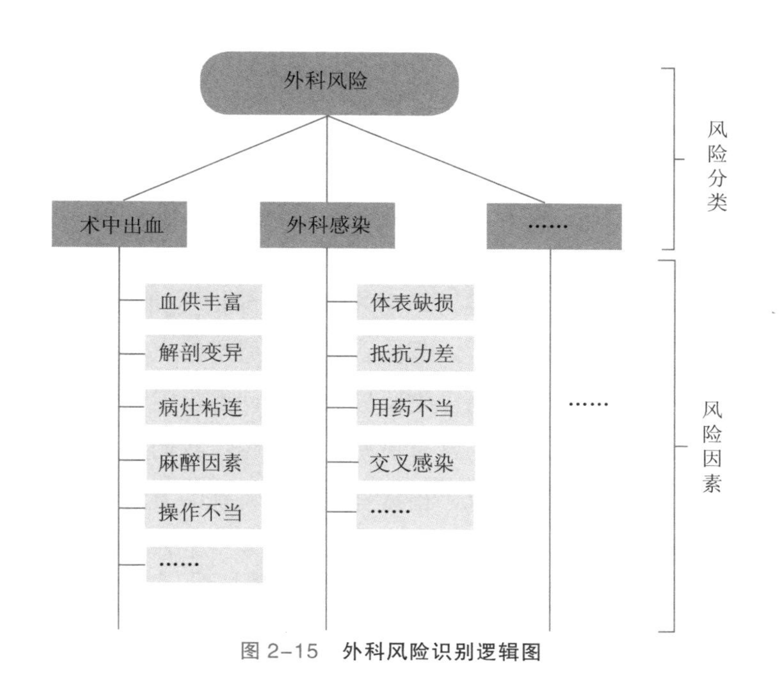

图 2-15　**外科风险识别逻辑图**

二、如何进行外科风险识别

外科风险识别的目的是要系统分析风险发生的原因、风险的驱动因素、风险事件及可能造成的不良后果并进行基本描述。其主要内容如下 。

1. 理解外科风险原理　医学是一门理论与实践并重的学科，外科医生需要基于以往的医学知识、理论及实践经验，才能正确理解外科风险。例 1 中外科医生正是由于“学过”“见过”类似的情况，才能正确判断此例患者暂时不适合进行手术。

2. 掌握风险发生环境　在具备了理论与经验基础之后，还需要对患者的病情、医患沟通环境等外科风险的发生环境进行全面了解，将理论经验与患者个体的实际情况结合起来。理解外科风险发生发展的原理并掌握外科风险的发生环境是外科风险识别的基础，以上两项工作也可称为构建风险预防环境。

3. 分析外科风险因素　内容主要包括分析可能造成外科风险发生的各种原因和条件，掌握造成不良后果的风险因素。风险因素的研究一直是外科医生研究的热点问题，但多数研究的风险因素分析较为杂乱，常有遗漏情况发生。我们主要以外科手术相关风险为研究对象，根据外科风险识别的方法，外科风险因素在宏观上可分为客观性因素（不受外界条件、医生行为影响）与主观性因素（可受其他条件影响），具体可分为疾病自身因素、生理因素、全身因素与操作因素（具体定义见下文），通过将风险因素按照以上分类方法进行分析，可帮助读者全面合理地分析风险因素。

例2　患者，男性，70岁。主因“无痛性进行性皮肤巩膜黄染2周”入院。查体：体温36.2℃，脉搏71次/分，血压160/105mmHg。皮肤、巩膜黄染，右上腹可触及肿大的肝及胆囊。Murphy征（-）。实验室检查：总胆红素271μmol/L，直接胆红素185μoml/L，γ-GT 1124U/L，谷丙转氨酶311U/L，谷草转氨酶159U/L，CA19-9 1211U/ml，CEA 6.94μg/L。胰腺MRI平扫+增强：肝内外胆管扩张，胰头部占位，考虑恶性肿瘤。拟完善术前检查，择期行胰十二指肠切除术。

如例2所示病例，需要分析可能造成术中出血发生风险因素，是由于胰头局部解剖复杂操作难度较大？患者合并黄疸凝血功能欠佳？还是患者高血压病史，术中血压可能控制不佳？这些都需要外科医生结合已有的专业知识、经验与患者的实际病情，在对可能存在的外科风险因素进行识别，同时也为进一步的风险评价和预防进行铺垫。

在临床中，外科医生面临的外科风险多种多样，造成不良后果的风险因素更是既包括如疾病本身这类客观性因素，也包括医患双方的主观性因素（见第1章第二节）。在风险识别的过程中，尤其需要考虑以下几点特性。

一是整体性。人体作为一个整体，局部的情况往往“牵一发而动全身”，外科医生不应该局限于自己的“一亩三分地”，应以整体观念研究病情，全面识别外科风险。如在例1中，外科医生综合考虑了患者心脏、肺部的疾病，而非仅仅关注胃部肿瘤贸然进行手术。

二是连续性。患者的病情处在一个动态过程，随着病情进展及治疗的介入，既往潜在的外科风险的质和量一直在发生变化的同时，还可能出现新的外科风险。外科医生若不对患者进行连续的观察分析，很难做到识别患者所面临的全部外科风险。

三是程序性。风险识别作为一种科学的推导分析行为，需要由组织来运行，由制度来约束，并按照既定的程序和流程进行。一名外科医生进行全面客观的分析难免有疏漏，因此需要诊疗小组甚至多学科进行讨论，严格落实三级查房制度、术前讨论制度，以提高识别的合理性与准确度。

三、常见外科风险的风险因素分析

1. **术中出血** 术中出血指因各种原因导致的手术中动静脉破裂，经有效控制无明显不良后果，但若出血量过多，可进一步引起失血性休克甚至死亡。任何一名外科医生都将面对术中出血的风险，造成术中出血的具体风险因素亦因外科手术的不同差异较大。

以剖宫产术中出血为例，主要风险因素包括子宫收缩乏力、切口因素、胎盘因素、凝血功能异常，具体引起原因各异。应总结剖宫产术中出血的风险因素并分析其具体引起原因（表 2-2）。

表 2–2 **剖宫产术中出血的风险因素**

风险因素	具体引起原因
子宫收缩乏力	产程延长；羊水过多、多胎妊娠、巨大儿；妊娠高血压综合征、贫血、胎盘早剥、子宫卒中、宫内感染、子宫肌瘤
切口因素	子宫切口过小过低、胎头过大、胎头过低嵌入盆腔；产程延长致局部压迫组织水肿
胎盘因素	前置胎盘、胎盘植入、胎盘粘连、胎盘早剥、胎盘残留（流产、引产、盆腔炎病史可增加风险）
凝血功能异常	重度妊娠高血压综合征、HELLP 综合征、羊水栓塞、重度胎盘早剥、肝功能损害、血液系统疾病

以风险识别方法对其进行分析，除“子宫切口过小过低”为主观性因素外，其余均为客观性因素，具体分类如下。

（1）疾病自身因素：指由疾病本身或病灶引起局部病理性变化并由此导致的风险因素。剖宫产术中出血，由疾病本身引起的风险因素包括：产程延长、羊水过多、贫血、子宫卒中、宫内感染、子宫肌瘤、前置胎盘、胎盘植入、胎盘粘连、胎盘早剥、胎盘残留、羊水栓塞、重度胎盘早剥。上例中妊娠虽为正常生理过程，但可继发多种病理过程引起术中出血。在其他外科疾病中，局部血供异常、局部粘连、局部解剖结构异常也属于术中出血的疾病自身风险因素。

（2）生理因素：指并非由于病理过程引起，而是本身生理条件产生的风险因素。剖宫产术中出血的生理因素包括：多胎妊娠、胎头过大、胎头过低嵌入盆腔。术中出血风险的生理因素是风险发生的客观性因素，通常包括局部解剖变异、病灶所在位置、病灶器官血供丰富等。由于部分生理因素在进行手术之前即已存在，外科医生在术前即可详尽分析，做到心中有数。

（3）全身因素：指疾病或其他原因导致的其他器官、系统的风险因素或全身性风险因素。剖宫产术中出血的生理因素包括：妊娠高血压综合征、贫血、HELLP综合征、肝功能损害、血液系统疾病。具体而言，全身因素既包括疾病本身造成的继发性改变，也包括患者的合并症。

（4）医源性因素：指由于外科医生本身技术或操作性原因

及诊疗条件引起的风险因素。剖宫产术中出血的操作因素为子宫切口过小过低。操作因素中术前规划不当、术中暴力操作等风险因素应当尽力避免。应当注意的是，其他几种因素往往能够增加医源性因素造成外科风险的可能，笔者称之为“受迫性失误”。可以想象，再优秀的外科医生仍然无法完全避免由于解剖变异、术中粘连等固有因素引起的术中出血，因此医源性因素引起的外科风险虽然能够减少，但不可完全避免。但是，在术前仔细了解患者病情、做好术式规划、术中轻柔操作仍应是外科医生对于技术技艺精益求精不懈追求的方向。

肝脏手术同样面临着术中出血的严重威胁。肝脏作为人体重要的实质器官，由肝动脉及门静脉系统双重供血，主肝静脉和肝短静脉收集出肝血流汇入下腔静脉，同时肝脏与周围脏器组织间还存在大量交通支，肝脏手术术中出血一直是困扰外科医生的难题之一。陈孝平等总结 4368 例肝切除术病例，其中 286 例发生术中出血，主要原因为大血管损伤、肝硬化门静脉高压症、肝功能不良及肿瘤与周围脏器的广泛粘连等，具体出血原因见表 2-3。

根据外科风险识别的方法，我们也可以对肝切除手术术中出血的风险因素进行归类：肿瘤破裂、肿瘤周围广泛粘连属于疾病因素；主肝静脉损伤、腔静脉损伤、肝短静脉损伤属于操作因素；而第一肝门部曲张静脉破裂、肝断面出血、膈肌创面出血则可能与疾病因素造成的局部病理状态、全身因素如凝血功能异常和手术医生的操作因素均有关。

表 2-3　肝切除术中大出血的原因（n=286）

出血原因	例数	所占百分比（%）
主肝静脉损伤	23	8.0
腔静脉损伤	2	0.7
肝短静脉损伤	19	6.7
第一肝门部曲张静脉破裂	28	9.8
肝断面出血	29	10.1
膈肌创面出血	36	12.6
肿瘤破裂	23	8.0
肿瘤周围广泛粘连	126	44.1
总计	286	100

术中出血是外科手术过程中面临的普遍性问题，而引起术中出血的原因较多，有时可能受多种风险因素共同影响。总体而言，术中出血或不可完全避免，但风险因素相对明确，掌握风险发生的原理及科学的风险识别方法，可以全面正确认识其风险因素，为有效减少术中出血的发生概率奠定基础。

2. 外科感染　外科感染通常指需要外科治疗的感染性疾病及外科手术相关性感染。在研究外科风险时我们主要研究外科手术部位感染（surgical site infection，SSI），并利用风险识别的方法分析其风险因素。

1999 年，美国疾病控制与预防中心首次定义了 SSI，并发布了 SSI 预防指南，得到临床认可。SSI 是最常见的外科感染，是指发生在外科手术部位的感染，根据定义可分为 3 类：①浅表 SSI，即切口皮肤和皮下组织的感染；②深层 SSI，感染进展至切口深层，包括肌肉和筋膜；③器官 / 腔隙 SSI，包括腹腔脓肿、脓胸、关节间隙感染。基于大量临床病例结果，已有多项研究对 SSI 的危险因素做了分析，笔者结合自身经验总结如下（表 2-4）。

表 2-4　外科手术部位感染的风险因素

风险因素	具体原因
客观性因素	
患者自身因素	年龄、肥胖、术前营养不良、基础疾病（糖尿病、COPD 等）、恶性肿瘤、肝硬化、艾滋病、皮肤病
非患者自身因素	手术部位、住院时间、有无植入物、切口类型 / 等级
主观性因素	预防性抗生素的使用 手术医生感染专率 术前皮肤准备 皮肤消毒不当 手术时间 等待手术时间 手术技巧和缝合技术 手术方式 手术室环境 术中因素：低温等

我们仍然可以按照标准的风险识别方法对风险因素进行分类。

（1）疾病自身因素：包括手术部位、住院时间、切口类型 / 等级。

（2）生理因素：主要为患者年龄。

（3）全身因素：包括肥胖、术前营养不良、糖尿病、慢性阻塞性肺疾病、恶性肿瘤、肝硬化、艾滋病、皮肤病及有无植入物等。

（4）医源性因素：预防性抗生素的使用、手术医生感染专率、术前皮肤准备、皮肤消毒不当、手术时间、等待手术时间、住院时间、手术技巧和缝合技术、手术方式、手术室环境、术中低温等均属于医源性因素。

3. 消化道瘘　消化道瘘可分为内瘘和外瘘，根据损伤位置又可分为胃瘘、肠瘘、胰瘘、胆瘘等。消化道瘘是腹部手术的常见并发症之一，不仅影响手术效果；尤其对于恶性肿瘤患者，常合并营养不良，消化道瘘引起的腹腔感染及内环境紊乱甚至可以危及患者生命。为了降低消化道瘘的发生率，腹部外科医生进行了大量风险因素的相关研究，笔者结合自身临床经验将其总结如下（表2-5）。

表2–5　**术后消化道瘘的风险因素**

类型	风险因素
胃肠瘘/吻合口瘘	年龄、肥胖、贫血、合并肠梗阻、合并糖尿病、术前白蛋白水平、术前血红蛋白水平、新辅助化疗、手术方式/切除范围、消化道重建方式、吻合技术、腹腔引流管摆放
胰瘘	年龄、肥胖、贫血、合并糖尿病、术前白蛋白水平、术前血红蛋白水平、术前总胆红素、新辅助放化疗、腹部手术史、手术时间、术中失血量、主胰管直径、胰腺质地、胰肠吻合方式、胰管支撑管引流方式、术后应用生长抑素类似物
胆瘘	年龄、肥胖、贫血、合并糖尿病、术前白蛋白水平、术前血红蛋白水平、术前总胆红素、新辅助放化疗、腹部手术史、手术时间、术中失血量、胆管直径、肝切面面积、胆肠吻合方式及技术

消化道瘘的风险因素众多，其中部分已经获得国际共识，根据风险识别的方法很容易将其划分为客观性与主观性风险因素，进一步仍可总结如下。

（1）疾病自身因素：包括主胰管直径、胰腺质地、胆管直径。

（2）生理因素：主要为患者年龄及胖瘦。

（3）全身因素：包括肥胖、贫血、合并肠梗阻、合并糖尿病、腹部手术史、术前白蛋白水平、术前血红蛋白水平、新辅助化疗。

（4）医源性因素：手术方式、切除范围、手术时间、术中失血量、肝切面面积、消化道重建方式、吻合技术、胰肠吻合方式、胰管支撑管引流方式、腹腔引流管摆放、术后应用生长抑素类似物、胆肠吻合方式及技术等均属于医源性因素。

风险识别是整个外科风险预控过程的第一步，指的是对风险主体（尤其是患者）面临的潜在外科风险加以判断、分类、明确性质并总体分析的过程。对风险的识别一方面是通过已经学习的知识和积累的经验进行判断；另一方面，也必须依靠客观的风险分析、归纳和整理，最终完成对各种外科风险的可能不良后果及风险发生规律的识别。风险识别是一项持续性和系统性工作。由于患者从就诊、住院到手术、出院，整个过程中有大量新的病情凸显、新的并发症和意外出现，这些情况或增加新的风险，或改变原有风险的程度或性质。这就要求外科医生持续不断地识别，持续发现已经预测风险的变化，以及未来可能出现的新的外科风险。

参考文献

[1] 陈孝平， 裘法祖， 吴在德， 等 . 肝切除术中大出血的原因及防治 . 中华外科杂志， 2003，41（03）： 15-17.
[2] Mangram A J， Hora T C， Pearson M L， et al. Guideline for Prevention of Surgical Site Infection， 1999. AJIC： American Journal of Infection Control， 1999， 27（2）.
[3] 陈金明， 毛泽军 . 外科手术部位感染的危险因素及干预措施 . 中华医院感染学杂志， 2012，22（11）： 2302-2304.
[4] 马立斌， 柴琛， 曹农 . 外科手术部位感染的危险因素及预防措施 . 中国普外基础与临床杂志， 2014（11）： 1444-1447.

第四节 外科风险评价

在进行外科手术前，患者和家属通常会询问“手术风险大不大”？这其实十分困扰外科医生。我们可以将有可能发生的各种风险阐述得十分全面；考虑到现实的医疗氛围，外科医生更趋向于将每种后果都描述得十分严重，并且通常难以给出外科风险的发生概率。患者在得到如此信息之后往往都“心惊胆战”“一晚上睡不好觉”，更有甚者因此而放弃手术。那么实际上，外科风险发生的概率到底有多大？后果有多严重？是否能够对患者面临的外科风险进行分级或定量化分析呢？以上问题在完成外科风险评价后可以得到回答。

一、外科风险评价概述

外科风险评价是指在风险识别的基础上，基于已有的经过实践检验的理论及各种评价量表或共识指南，运用统计学分析方法，评价和估计外科风险发生的概率和后果严重程度，为风险预防提供依据。

风险评价是一项十分困难与复杂的工作，由于其必须要结合风险发生概率与后果（即损失）严重程度两个因素，然后再用相同尺度进行衡量，才能决定风险造成的损失大小。在外科实践中，后果严重程度虽可用相同的尺度确定，但难以精确量化，类似于住院患者的病情只能从大体上分为病危、病重与一般，各类风险评价表也仅仅能进行风险的评分与分级，不良后果的精细定量化分析尚难以达到。另一方面，由于医学的特殊性，影响后果的变量过多，而风险发生的概率仅在针对部分外科风险时存在定量分析的预测方法，即便如此也无法做到十分精确。总体而言，尽管有诸多限制，外科风险评价仍是外科风险预控体系中不可缺少的步骤，它将风险预控体系建立在了科学、定量化分析的构架之上，为最终完成风险预控提供了较为可靠的理论依据。

以手术风险评估表（表 2-6）为例，每位外科医生都在手术前后填写过，由表 2-6 可见，麻醉分级（ASA）、手术切口清洁程度、手术预计持续时间、手术类别的分类描述都较为明确，并由低至高进行评分。但是在是否相邻分级之间都应相差 1 分、NNIS 总分是否应该简单相加等数理统计问题上，手术风险评价又做了相对简单的处理。如前所述，医学在科学之中具有一定特殊性，我们无法对于所有因素对于结果的影响都计算得十分精确。但是不同评分之间的相对位置并未发生改变，这种“模糊”处理反而具备便于实际应用的优点。

综上所述，笔者认为，外科风险评价的总体原则应当是将全面科学的发现总结风险因素和简单易行的风险分级方法相结合，最大化地调用外科医生的主观能动性，在现行的常规术前讨论制度和多学科会诊制度的框架下，以目前掌握的知识范围，尽可能地将风险评价水平精确化。

表 2-6　**手术风险评估表**

麻醉分级（ASA 分级）	P1	正常的患者；除局部病变外，无系统性疾病	0□
	P2	患者有轻微的临床症状；有轻度或重度系统性疾病	0□
	P3	有严重系统性疾病，日常活动受限，但未丧失工作能力	1□
	P4	有严重系统性疾病，已丧失工作能力，威胁生命安全	1□
	P5	病情危重，生命难以维持的濒死患者	1□
	P6	脑死亡的患者	1□
麻醉医生签名		年　月　日	

续表

手术切口清洁程度	Ⅰ类手术切口（清洁手术）	·手术野无污染；手术切口周边无炎症 ·患者没有进行气道、食管和（或）尿道插管 ·患者没有意识障碍	0□
	Ⅱ类手术切口（相对清洁手术）	·上、下呼吸道，上、下消化道，泌尿生殖道或经以上器官的手术 ·患者进行气道、食管和（或）尿道插管 ·患者病情稳定 ·行胆囊、阴道、阑尾、耳鼻手术的患者	0□
	Ⅲ类手术切口（清洁 - 污染手术）	·开放、新鲜且不干净的伤口 ·前次手术后感染的切口 ·手术中需采取消毒措施的切口	1□
	Ⅳ类手术切口（污染手术）	·严重的外伤，手术切口有炎症、组织坏死，或有内脏引流管	1□
手术预计持续时间	T1：手术预计在 3 小时内完成		0□
	T2：手术预计超过 3 小时完成		1□
手术类别	浅层组织手术		□
	深部组织手术		□
	器官手术		□
	腔隙手术		□
术前 NNIS 分级	麻醉 ASA 分级 + 手术切口清洁程度 + 手术持续时间 =0-□ 1-□ 2-□ 3-□		
术者签名	年 月 日		
是否急诊手术	急诊手术		□
手术实际持续时间	手术在 3 小时内完成		0□
	手术超过 3 小时完成		1□
术后 NNIS 分级	麻醉 ASA 分级 + 手术切口清洁程度 + 手术持续时间 =0-□ 1-□ 2-□ 3-□		
巡回护士签名	年 月 日		
切口愈合情况	甲级愈合 □ 切口浅层感染 □ 切口深层感染 □ 其他________		
经治医生签名	年 月 日		

二、外科风险评价的辅助工具

风险评价并非无根之水，在对患者现有的症状体征全面了解的基础上，结合辅助检查，才可能将评价做到全面准确。

1. 患者一般情况　患者的一般情况包括病史、症状、体征及日常活动状态，都是患者病情较为直接的体现，是外科风险评价的重要依据。利用这些信息往往可以快速了解患者情况，多种评估量表和评价方法也将其纳入重要的评分项目。由于目前医学水平的诸多限制，很多辅助检查仍不能对患者情况有十分精确的评估；患者的病史、症状、体征及日常活动状态的相关信息的收集相对简单易行，基于此的风险评价方法也方便临床医生使用。在外科风险评价的过程中，病史、症状及体征起到绝对重要的作用。

例1中，代谢当量的评估是根据患者是否能耐受对应的身体活动从而最终确定的。虽然我们同样可以通过平板运动试验和踏车运动试验的结果来确定代谢当量，但对于代谢当量较高的患者，完全可以步行运动试验，依据患者的身体活动情况（其中自理活动最常用），即可判定其手术前的心血管风险较低；对于代谢当量较低的患者，再行详细的心血管相关检查，这样可以有效节约医疗资源。

例1　在非心脏手术术前心血管风险评价中，最重要的不是心电图、超声心动图、冠状动脉CT，而是代谢当量

(metablic equivalent，MET)。作为表示相对运动强度的指标，代谢当量基本全部以患者的病史作为参考依据，从而在术前客观地评估心血管风险的发生可能。代谢当量是以安静、坐位时的能量消耗为基础，表达各种活动时能量代谢水平的相对指标。1MET 相当于在绝对安静休息状态下每千克体重每小时消耗 1kcal 热量［1MET=1kcal/（kg·h）］或者 1MET 相当于每千克体重每分钟耗氧 3.5ml［1MET=$VO_2$3.5ml/（kg·min）］。简单来说，代谢当量指的是患者的活动耐量，在排查了上述心血管不稳定情况后，通过询问病史（以下 3 个问题）：①生活能否自理？②上 2 层楼梯是否出现胸闷、气促？③平时有什么活动或运动？即可较为系统地评估患者的代谢当量。其分为 10 级，1 MET 代表穿衣、吃饭等活动，4 METs 代表可上 2 层楼梯，10 METs 代表可打球、游泳、爬山等。表 2-7 列出了一些常见的身体活动对应的代谢当量。

在欧洲和美国的指南中都指出，即便是心血管风险高的患者，只要患者能轻松上 2 层楼梯或以上，代谢当量大于 10，不用再行其他检查即可手术；而对于代谢当量大于 4 的患者，仍可考虑不行其他运动试验和心脏影像学检查。

表 2-7　**常见的身体活动对应的代谢当量**

METs	自理活动	家务活动	娱乐活动	职业活动
1 ～ 2	卧床休息，坐位、立位进餐，说话，更衣洗脸，1.7km/h 步行，坐位乘飞机、驱动轮椅	用手缝纫，扫地，织毛衣，擦拭家具	看电视，听广播，下棋，坐位绘画	事务性工作，修表，打字，计算机操作
2 ～ 3	稍慢的平地步行（3.2km/ h），骑自行车（8km/h），床边坐马桶，立位乘车	削土豆皮，揉面团，洗小件衣服，扫床，擦玻璃，收拾庭院，机器缝纫，洗餐具	开汽车，划船（4km/h），骑马慢行，弹钢琴（弦乐器）	修车 / 电器 / 鞋，裁缝，门卫，保姆，印刷工，售货员，饭店服务员
3 ～ 4	普通平地步行（4km/h），骑自行车（10km/h），淋浴	整理床铺，拖地，用手拧干衣服，挂衣服，做饭	广播操，钓鱼，拉风琴	出租车司机，瓦工，锁匠，焊工，拖拉机，耕地，组装机器
4 ～ 5	稍快的平地步行（5km/h），骑自行车（13km/h），下楼，洗澡	购物（轻东西），除草	跳舞，园艺，打乒乓球，游泳（18.3m/min）	轻农活，贴壁纸，建筑工人（室外），木工（轻活），油漆工
5 ～ 6	快速平地步行（5.5km/h），骑自行车（17.5km/h）	松土，育儿	骑快马，滑冰（14.5km/h）	农活，木工，养路工，采煤工
6 ～ 7	慢跑（4 ～ 5km/h）骑自行车（17.5km/h）	劈柴，扫雪	网球（单打），轻滑雪	修路工程，水泥工，伐木
7 ～ 8	骑自行车（19km/h）	用铁锹挖沟，搬运（＜36kg 的重物）	登山，骑马飞奔，游泳，滑雪，打篮球	放牧，刨工
8 ～ 10	连续上 10 层楼梯，慢跑（8.9km/h）	—	各种体育比赛	炉前工（用铁锹铲煤 >16kg/min）

2. 辅助检查　辅助检查主要包括实验室检查、放射科检查、心电图室相关检查、CT 检查、磁共振检查、核医学检查，介入相关检查及病理检查。相比于患者的病史、症状、体征和日常活动状态及临床医生基于以上信息进行的评估判断，辅助检查更加精确、客观。通过采用统一标准的测量方法，使用辅助检查的结果可以大幅去除评估的主观性，在实际应用方面，这类结果往往更能够得到公认（例 2）。在外科风险评价方面，实验室检查和心电图相关检查结果的应用较为广泛，影像学检查更多应用于疾病诊断和手术规划方面。

例 2　Child-Pugh 改良分级：1954 年，Child 首次提出肝功能分级的概念，纳入了血清胆红素、血浆白蛋白、腹水、一般状态、营养 5 种因素，可对肝硬化患者的肝脏储备功能进行量化评估；1964 年，新提出的 Child-Turcotte 分级，将一般状态替换为肝性脑病，相对简单实用，形成了经典 Child 分级；但由于营养状态这一因素的评价太过主观，之后不久 Pugh 在原分级基础上提出了 Child-Turcotte-Pugh 分级，使用“凝血酶原时间（PT）”代替“营养状态”(表 2-8)，最终形成了目前广泛通用的 Child-Pugh 改良分级。根据评分可将患者的肝功能分为 3 级：A 级：5 ~ 6 分 手术危险度小；B 级：7 ~ 9 分 手术危险度中等；C 级：＞10 分（包括 10 分）手术危险度较大。Child-Pugh 改良分级自提出以来在肝癌、肝硬化患者的手术指导方面起到了无可替代的重要作用。

表 2-8　Child-Pugh 分级

临床生化指标计分	1 分	2 分	3 分
肝性脑病（期）	无	1 ～ 2	3 ～ 4
腹水	无	轻度	中、重度
总胆红素（μ mol/L）	<34	34 ～ 51	>51
白蛋白（g/L）	>35	28 ～ 35	<28
凝血酶原时间（s）	<4	4 ～ 6	>6

三、外科风险评价方法

外科风险评价的步骤是整理收集已有的病情资料——评估风险发生的可能性——进行风险排序分级。

1. *经验评估法*　在实际的外科工作中，大部分外科医生仍然采用较为传统的方法来评估风险，包括病例分析法、经验判断法、专家调查法等，总体是以既往个人或团队的经验为基础，笔者称之为经验评估法。作为风险评价的传统方法，经验评估法仍然具备一定的优势，同时缺点也较为明显。基于个人的经验判断固然简单易行，但受到个人的知识、经验及思维的固有限制，对于经验范围内的风险评价往往具有片面性，在面对从未出现过的问题时显得无从下手；借鉴以往的病例具备较好的综合性，但由于病例情况多复杂且具有个性，很难做到完全贴合适用；专家调查法在知识、经验的广度深度上都有大幅度提高，科学性较强，但同时易受专家团队主观态度的影响，且成本较高。总体而言，传统的经验评估方法目前仍有其适用的土壤，但在未来外科医生科学素质进一步提高的大背景下，其应用范围逐渐缩小已是历史必然。

2. FMEA法　失效模式与效应分析（failure mode and effects analysis，FMEA）法起源于20世纪60年代美国航天工业，90年代逐渐应用于医疗风险评价。作为一种系统性、前瞻性的分析方法，其主要分析医疗过程中可能存在的实效模式，并分析其可能的后果，预先采取必要的措施，从而抑制风险的发生。FMEA法的核心是建立跨专业、多学科的专家评价小组，通过广泛收集整理资料，对外科诊疗的具体流程进行准确描述，从中确定失效模式，即可能出现的风险，进一步评估的相应的风险因素和影响。FMEA的关键是计算风险优先指数（risk priority number，RPN），计算公式为：

$$\mathrm{RPN}=O\times D\times S$$

其中，O（occurrence）代表风险发生的概率，D（detection）代表可侦测程度，S（severity）代表严重性。以上三者可依据各专业的具体情况评分，RPN为三者乘积，分数越高，风险越大。FMEA法在国外已经得到较大范围的应用并积累了一定的经验，国内应用仍处于起步阶段。FMEA法的本质是专家小组的评估及公式的综合计算，其与传统的专家讨论模式的不同在与对风险评价的流程进行了合理优化，方便临床实现科学的风险评价流程管理，并制订有效的风险预防方案。

3. 风险矩阵　风险矩阵（risk matrix）是一种较为有效的风险评估工具，最早由 20 世纪 90 年代美国空军电子中心提出，并推广应用于美国军方武器系统研制项目。风险评价的目的并非单一地对风险概率或损失程度进行估计，而是评估风险因素对结果的总体影响，风险矩阵综合考虑了风险发生概率和不良后果严重程度的影响。风险矩阵通常包括风险发生概率、后果严重程度及风险等级，风险发生概率和后果严重程度可以按照各专业的具体情况分为不同等级，风险等级则由前两者共同该决定，通常可以分为 3 ～ 5 级。笔者将外科风险按照上述方法绘制表格，将外科风险因素分为 4 级（表 2-9）。

表 2-9　**外科风险评估矩阵**

严重程度 发生概率	微小	一般	严重	死亡
低	低风险	低风险	高风险	极高风险
较低	低风险	中风险	高风险	极高风险
中	低风险	中风险	高风险	极高风险
较高	中风险	高风险	高风险	极高风险
高	中风险	高风险	极高风险	极高风险

绘制风险评估矩阵在技术角度上十分简单，结果的可视化也提高了它的应用可行性与便利性。其主要难点在于如何确定某种风险因素的发生概率及后果严重程度，不同亚专业的外科风险具有较大差异，目前解决这一问题的主要方法仍是各领

域专家调查评议。在面对多个评价专家或准则时，通常采用Borda序值法（一种经典的投票表决法，即排序式的投票制度）进行重要性排序。

4. 风险预测评分模型　前述几种风险评估方法虽较为简单易行，但都依据个人或团队的经验，在评估的客观性上不足。风险预测评分模型将一些简单易测的风险因素纳入统计学模型，从而预测结果发生的可能性及严重程度。相同的原理亦广泛地用于疾病诊断或预后预测等方面，严谨的风险预测评分模型通常基于大型队列研究，需要合理的数据量及研究设计。最常见采用的统计模型是Logistic模型和Cox回归模型，在外科风险评价方面，Logistic多因素分析最为常用。在下一节中将为读者列举部分应用较广的风险预测评分模型。

主观的风险评价通常难以做到十分精确，更重要的是，对于不同风险因素对于结果的具体影响“能力”及风险因素之间的互相影响，是很难做到准确认知的，这很容易造成多因素影响下的外科风险评价结果不够精确。风险预测评分模型从统计学的角度克服了以上困难，其对于多因素分析中每个单因素的具体影响“能力”具有精确的认知（至少对于纳入样本）。值得一提的是，由样本统计得出的首先是风险预测模型，而非风险预测评分。风险评分是拟建的预测模型的简化版本，临床上可以通过每个变量的权重去计算每个个体的得分情况而对应于事件发生概率的大小。风险预测模型则是根据最后的基础风险和公式准确计算出某个人事件发生的概率，计算复杂，人脑通过心算很难，临床应用不方便。为了方便应用，大部分风险预测评分模型将统计计算出的小数取整，做到了精确度与实用度的平衡。

目前各类学术论文“制造”的风险预测评分模型数量很大，只有少部分得到了临床的广泛认可。尽管使用广泛承认模型比较保险，但如何判断一个风险预测评分模型的好坏仍是一个有价值的议题。优秀的预测模型应当具备良好的区分度（discrimination）和校准度（calibration）。区分度是指针对某一结局把一群人的风险高低区分开来的能力，它通常与模型中纳入的风险因素（自变量）的异质性有关。区分度一般以ROC曲线下面积（AUC）来评估，一般认为0.75以上即为高区分度。校准度是评价模型未来某个体发生结局事件概率准确性的指标，其反映的是模型预测的风险与实际是否发生风险的一致程度，通常使用拟合优度检验（Hosmer-Lemeshow 检验）来评估。而以上两项指标在目前文献中使用频率仍较为堪忧，因此风险预测评分模型虽然具备科学性，但仍然需要采用科学的方法来发现评价，下一步才能投入临床应用。

四、常见的风险预测评分模型

风险评分和风险预测评分模型是外科风险评价的重要内容，了解、掌握并灵活应用各类风险预测评分模型可加深对外科风险评价的认识。笔者介绍两个具有代表意义、应用较广的外科风险预测评分，它们经受了时间的考验，获得了广泛认同，并采用了较为科学的统计学方法，具有一定借鉴意义。

1. POSSUM 评分系统　目前，临床上存在多种预测患者手术风险的评分系统。通过这些系统，医护人员可以对患者手术做出预见性判断，以便为患者提供进一步治疗和服务。1991 年由英国学者 Copeland 等首次建立的计数死亡率和发病率的生理学和手术严重性评分（physiological and operative severity score for the enumeration of mortality and mobidity，POSSUM）即是其中较有影响力的一种，是预测死亡率和并发症发生率的评分系统。它由生理学评分和手术严重度评分两部分构成（表 2-10，表 2-11）。生理学评分包括患者年龄、心脏征象、呼吸系统、收缩压、脉率、Glasgow 昏迷评分、血红蛋白、白细胞、血清尿素、血清钠、血清钾、心电图 12 项指标，是对患者一般情况的评估；手术严重性评分包括手术大小、手术缓急、术中出血量、腹腔污染程度、肿瘤恶性程度和手术次数 6 项指标，主要对手术风险进行评估（表 2-10）。在获得各项评分后，再通过专用共识分别计算患者的死亡率和并发症率。

POSSUM 评分最初是一种传统外科手术术后预测患者并发症发生率及死亡率的方法，随着不断改良，越来越多的实践和研究表明，相较于其他外科评分系统，POSSUM 评分系统在患者资料采集上更简单，结果更客观，患者接受度和理解度更高。因此，POSSUM 评分系统在欧美国家已广泛应用，成为围手术期风险评价的重要工具之一。

表 2–10　POSSUM 评分系统生理学评分量表

项目	生理学分数			
	1	2	4	8
年龄	≤ 60	61 ～ 70	≥ 70	—
心脏征象及 X 线胸片所见	无衰竭	服用强心药，利尿药及降压药	周围性水肿，口服华法林，临界性心脏增大	颈静脉压增高，心脏增大
呼吸系统征象及 X 线胸片所见	无气促	运动时气促，轻度 COPD	限制性呼吸困难，中重度 COPD	休息时呼吸困难，肺纤维化或肺实变
收缩压（mmHg）	110 ～ 130	100 ～ 109，131 ～ 170	90 ～ 99，≥ 171	≤ 89
脉率（次 / 分）	50 ～ 80	40 ～ 49，81 ～ 100	101 ～ 120	≤ 39，≥ 121
Glasgow 昏迷评分	15	12 ～ 14	9 ～ 11	≤ 8
血红蛋白（g/L）	130 ～ 160	115 ～ 129，161 ～ 170	101 ～ 114，171 ～ 180	≤ 99，≥ 181
白细胞计数（$\times 10^9$/L）	4 ～ 10	3.1 ～ 4.0，10.1 ～ 20.0	≤ 3.0，≥ 20.1	—
尿素氮（mmol/L）	≤ 7.5	7.6 ～ 10.0	10.1 ～ 15.0	≥ 15.1
血清钠（mmol/L）	≥ 136	131 ～ 135	126 ～ 130	≤ 125
血清钾（mmol/L）	3.5 ～ 5.0	3.2 ～ 3.4，5.1 ～ 5.3	2.9 ～ 3.1，5.3 ～ 5.9	≤ 2.8，≥ 6.0
心电图	正常	—	心房颤动（心率 60 ～ 90 次 / 分）	异常心律，期前收缩 ≥ 5 次 / 分，Q 波或 ST/T 异常

表 2-11　POSSUM 评分系统手术严重度评分量表

项目	手术严重度分数			
	1	2	4	8
手术大小分级	小（一级）	中（二级）	大（三级）	特大（四级）
手术次数	1	2	≥ 2	—
总失血量（ml）	≤ 100	101 ～ 500	501 ～ 999	≥ 1000
腹腔污染	无	血清血（＜250ml）	局部脓肿	游离肠内容物、脓性及血性液体
恶性程度	无	仅原发灶	淋巴结转移	远处转移
手术时机	择期手术	—	急症，可复苏 2 小时以上	急症，需要 2 小时内手术

最初，POSSUM 评分主要应用于普通外科、血管外科及心血管外科，随后 Copeland 等对 POSSUM 评分进行改良，设计出了适用于骨科的评分系统。尽管有诸多优点，但 POSSUM 评分应用的指数分析方法并未被普遍接受。此外，许多学者认为评分高估了术后死亡率，尤其是低危人群的死亡率；而术后并发症的范围较大，不同手术的并发症差距明显，通过评分来预测较为笼统，说服力不强。

在这之后，POSSUM 评分系统经过不断改进，产生了许多更具有应用意义的改良版本。有学者在维持各项指标不变的前提下，采用新的统计学方法，得到了一个更加精确预测术后死亡率的对数回归方程，称为 P-POSSUM（Portsmouth-POSSUM）评分系统；还有的学者专门为结直肠手术设计的 Cr-POSSUM

（Colorectal-POSSUM）评分，该改良评分将POSSUM中预测指标简化为6个术前生理指标和4个手术侵袭度指标，更加简洁方便，预测正确率也更高；还有使用于胃肠道手术的M-POSSUM（Modified-POSSUM）评分等。由此可见，POSSUM评分这一类通过多因素分析从多个危险因素中筛选出独立危险因素的方法得到了广泛认同，是目前进行风险评价的典型案例。

2.Clavien-Dindo外科手术并发症分级　由于外科手术的特性，即手术本身就会对人体产生创伤或功能性影响，手术并发症就成为多年困扰手术医生的一个“副产品”。甚至可以说，手术并发症就是主要的外科风险，谁控制了手术并发症，谁就真正掌握外科手术的精髓，不是单纯完成一台手术，而是将患者受到的损伤控制到最小。然而历史上，死亡率早已经是评估外科风险的重要方法，而术后并发症的分类与分级长期处在一个不规范、不一致且不完整的“三不”的尴尬局面。整个外科学界都缺乏一套科学标准的方法或体系来评价术后并发症，这严重阻碍了外科临床研究的进展。

1992年Strasberg等根据各种外科并发症的严重性，即外科治疗负面预后的程度，以胆囊切除术为例，将外科手术术后并发症分为4类（T92），其后他又在T92基础上制定出改良的“手风琴”式严重程度分级系统，包括简单分级（4个级别）和拓展分级（6个级别）系统，并引入简单定量的术语标准定义，提出标准的表格呈报系统。这使得研究一些过程非常复杂的大型手术，例如伴有多种严重并发症的食管切除术或胰腺切除术等时，均可较好地对并发症进行分级，拓展的并发症分级系统可对所有并发症进行完整描述。自从制定评价手术并发症严重程度的分级系统（T92）以来。研究者对 129 篇应用并发症分级系统的文献进行详细研究。结果发现，这些评价系统对外科并发症分级缩减、用具有明确含意的术语替代数字分级的趋势十分明显，且各分级系统中并发症严重程度的呈报方法不一，不能充分满足手术研究者的需要。

在此背景下，2004 年 Clavien 与 Dindo 等制定出 Clavien-Dindo 分级标准，并于 2009 年又制定了改良的 Clavien-Dindo 手术并发症分级标准（表 2-12）。该标准经过多年发展为术后并发症的定义和严重程度分级提供了一个信度与效度均优的平台，目前已广泛使用，并在许多外科领域通过数以百计的研究得到验证。

Clavien-Dindo 分级很好地将术后并发症的分级进行了标准化，但在实际应用中因为“忽视”严重程度较轻的并发症，所以有可能不能代表术后真实的总体发病率的情况。为了能总结术后并发症总体发病率，根据已广泛确立的 Clavien-Dindo 分类标准，又开发出了针对所有外科手术及其严重程度的并发症综合指数（CCI）。CCI 的本质是通过调查问卷的形式，利用数值模拟来确定单一并发症的严重性。这样可以对每一名患者发生的所有严重程度不同的术后并发症进行总结，得出一个能反映术后并发症发病率总体性的“原始”CCI。通过进一步的数学变换后，得到一个最终的、易用的 CCI 分值，这样便有效地解决了以上问题。

Clavien-Dindo 分级虽然提出的时间并不长，但已经得到了外科学界的广泛认同，其对术后并发症做的规范性工作影响深远，是外科风险评价的重要参考依据。

表 2-12　Clavien-Dindo 外科手术并发症分级

分级	定义
Ⅰ级	任何偏离术后恢复的正常过程，但不需要药物、手术、内镜或介入干预的情况。可以接受的治疗包括：止吐药、解热药、镇痛药、利尿药、电解质、理疗。可在床旁处理的伤口感染也归于此类
Ⅱ级	除Ⅰ级并发症以外，需要药物治疗的并发症；亦包括需要输血和全胃肠外营养的并发症
Ⅲ级	需要手术、内镜或介入干预的并发症
Ⅲa 级	干预不需要全身麻醉
Ⅲb 级	干预需要全身麻醉
Ⅳ级	威胁生命的并发症（包括中枢神经系统并发症如脑出血、蛛网膜下腔出血、缺血性脑卒中，但不包括一过性脑缺血发作 TIA），需要入住 ICU
Ⅳa 级	单脏器功能不全（包括需要透析）
Ⅳb 级	多器官功能不全
Ⅴ级	死亡

第五节　外科风险干预

外科风险干预是遵循控制风险源—减少风险因素—减少风险造成的损失这一“发生、发展、结果”顺序的链式过程。首先，控制风险源代表着重点关注造成风险发生的最根本原因，旨在从风险源头进行预防控制。如在术前进行规范妥善的术前评价，对于有相应风险的患者在术前即给予预防措施，对于严重黄疸的患者进行术前减黄，合并心律不齐的患者术前置入人工起搏器都属于此列。其次，我们还可以通过减少风险因素的方法降低损失。如强调对术中器械的消毒程序管理和定期安全检查，监督医护病房、手术室安全规章制度。外科风险预防即是指在风险发生之前，经过风险识别、风险评价之后针对风险问题采取措施的过程。外科风险预防是外科风险干预体系最核心的一步，因为它切实关系到能否在风险发生以前排除或减小不良后果发生的可能。风险预防不仅是一项技术难度高、细节多的工程，在经历了细致的风险识别和客观的风险评价之后，它同样要求外科医生在主观上拿出勇气，具备全员面对和应对风险的信心。最后，在采取了以上系列措施后，风险源和风险因素未得到有效控制，风险事故和不良后果仍然发生，此时采取“亡羊补牢”的措施以减轻损失，即外科风险控制。本节主要对外科风险干预的基本原理进行阐述，旨在为风险干预的实施过程奠定理论基础。

一、风险干预的理念

1. 形成风险预防的理念　许多外科医生在诊治患者或完成某一项外科操作前后，内心都会存在一个疑问："这样做有没有问题，会不会造成什么后果?"。小部分外科医生面临这种"心里没底"的情况选择了听之任之，自我安慰"应该没有什么问题"。这正是外科预防的理念不够牢固所致。在任何外科诊疗过程中，其风险都是客观存在的，无法因为外科医生的主观意志而转移。对外科医生而言，只有在思想上直面风险，先确立主动应对的行为方针，才能谈得上后续的解决风险。对于疾病和风险的客观规律，外科医生只能尽可能学习、理解，但强调预防的观念，确实每一位医务工作者有义务且应当有能力去确立并实现的。

在安全工作领域，经常提到著名的墨菲定律与海恩法则。

墨菲定律是一种心理学效应，其原句为"如果有两种或两种以上的方式去做一件事情，而其中一种方式将导致灾难，则必定有人会做出这种选择"。应用在任何安全管理包括医疗安全领域，其根本内容即"只要有造成事故的风险，不管概率多小，事故总会发生，且会造成最大程度的损失"。墨菲定律带给外科医生的启示在于：不忽视小概率发生的外科风险。由于小概率事件在一位患者的外科诊疗过程中发生的可能性很小，麻痹了外科医生，造成其未能及时采取预防干预措施，反而导致风险发生概率增加。认为"小概率事件不会发生"的侥幸心理是不良后果发生的核心原因，只要客观上存在外科风险，即使少量病例不出现，只要持续从事诊疗行为，就一定会造成不良后果。因此在应对外科风险时，不论其发生概率大小，都应经过严格评价，必要时采取措施，将可能发生的不良后果控制在萌芽阶段。

海恩法则指出：每一起严重事故的背后，必然有29次轻微事故、300起未遂先兆及1000起事故隐患。其寓意主要在两点，一是事故的发生并非偶然，都是各种风险因素累加到一定程度之后的必然结果，也即量变引起质变；二是无论多完美的技术，多严谨的规章制度，在实际工作层面都不可取代工作人员的自身素质与责任心。海恩法则提醒每一位外科医生，事故往往有征兆，各种隐患和风险因素如未能引起足够重视，可能诱发严重后果。此外，海恩法则更加强调人的主观能动性，提醒外科医生应当保持对各类外科风险的敏感性，在事前就根据风险预防的原理和内容采取措施。

墨菲原理和海恩法则，前者指出后果的严重性，后者强调主观预防的必要性，这正是为每一位外科医生敲响警钟。“凡事预则立”，对于各类外科风险应当时刻做到态度上严肃应对，才能取得最好的效果。

2. 实施风险控制的原则　外科风险控制是指医疗机构或医务人员在外科风险发生之后，积极地、有意识地采取措施，减少造成不良后果的程度，控制损伤。风险预防是针对风险源及风险因素所采取的积极预防措施，旨在预防或减少风险发生的可能或严重程度。而风险控制采取时风险已经发生，其根本目的是降低损伤程度，阻止风险进一步发展。风险控制不能解决引起风险的原因，但其能够有效控制风险造成的损伤程度，并阻止后续风险级联式发生。其与风险预防的区别是风险控制发挥效力是在风险发生以后（图 2-16）。

外科风险的发生往往是引发医疗纠纷事故的导火索，因此在控制外科风险时，除了在医疗上冷静应对、早期处理，还应注意正确看待医患关系，做到合情、合理、合法。在进行外科风险控制时医务人员应当注意首先保证医疗行为的安全。外科学具有侵入性操作较多、使用各类器械较多、实践性较强的学科等特点，常常容易由于某些失误造成意外。一方面，医务人员应当遵守现行规章制度或预警预案，实事求是、积极处理，应以保障安全为第一要务。要严格避免盲目自信而擅自解决能力之外的问题，在风险出现时应当冷静评价，如有必要及时呼叫上级医生或相关科室协助会诊，切实维护医疗安全。其次还应注意维护医患关系。由于医患双方在医学知识方面信息完全

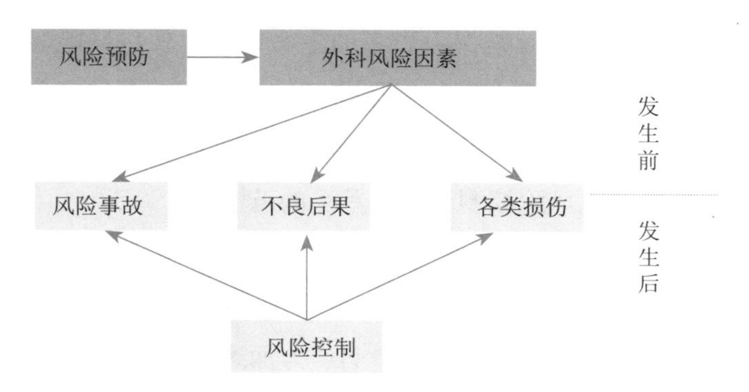

图 2-16　**风险预防与风险控制的关系**

不对称，同时患者自身患病，情理上有求于医生，这就造成了医患双方的地位实际不平等。在社会舆论方面，患者常被认为是弱势群体而受到一定程度的偏袒。作为医务人员，由于这种客观情况的存在，更应该在处理风险时考虑到患者及其家属的权益。在实际操作中，不应恃“才”自觉高人一等，也不应害怕受到患方的责难而隐瞒真实情况，有意外情况的发生应当及时与患方沟通。同时应该注重沟通技巧，以保证患者安全和控制外科风险为重点，不应故意诱导家属，采取过度或消极的处理方式。

二、外科风险干预的原则

外科风险干预是一项目的性很强的工作，通过确立风险干预的目标，我们才能确定风险预防的方向和具体措施，并对结果进行评价。

1. 生命安全　外科风险预防是外科风险干预体系的一部分，它的根本目标就是保障患者的生命安全。外科风险对于患者来说，所带来的最严重的后果就是丧失生命，在保障生命安全的基础上，外科风险预防的目标是使患者在诊疗过程中尽量不出现意外，将风险控制在可以承受的范围内。

2. 风险告知　外科医生有义务使患者及其家属意识到风险的存在，而非隐瞒风险，这一方面有利于患方增强风险意识，主动配合风险预防措施的实施；另一方面遵循了病情告知原则，一旦风险发生，可提高患方的接受程度，避免造成医患双方互不理解的尴尬局面。但与此同时，告知患者及其家属风险的存在及其可能造成的严重后果，会给其带来种种忧虑与恐惧，有时反而妨碍了其在医疗行为中的积极性和配合性。因此，外科医生应当对外科风险进行科学、客观的陈述，不刻意放大或缩小风险的影响，站在患者的角度出发，提供合理建议。进行风险告知，应当达到使患者减轻心理负担，解除精神上的后顾之忧的效果。通过风险告知形成一种安全可靠的医疗环境也是外科风险预防的一个重要目标。

3. 成本合理　在确保患者的生命安全的第一目标后，还应当考虑如何以最小的成本获取最大的风险预防效果，这要求在风险事故实际发生之前就必须使风险预防计划、方案和措施最经济、最合理。所谓成本合理，即尽量减少不必要的费用支出和浪费，尽可能使风险预防措施的成本降低。但客观上，成本降低之后往往会影响风险预防的最终效果，因此如何平衡成本和效果是实现该目标的关键。

尽管在宏观上两者呈负相关，但其中的细节和诀窍却并非无迹可寻。例如术后患者入住 ICU，需要在 ICU 监护的时间长短问题。若一直入住，则成本高，且 ICU 监护在具体专业层面可能未及相关专科医生；若不入住 ICU，则患者术后无法得到严密、细致的监护，其风险预防可能做得不到位。实际上成本管理是外科医生的决策问题，在医疗规范的常规化的前提下，根据经验实现医疗行为的个体化是平衡这一问题的关键。

4. 风险交流　在风险干预的过程中，风险交流是指医务人员、医疗机构内部交流、传递风险相关因素（包括风险原因、不良后果、处理方式等）的信息的过程。

在传统的应对外科风险的处理过程中，我们更多关注于患者情况，较容易忽视医务人员内部沟通的重要性。这是因为在很多医务人员的印象中，风险干预仍然是一个较为陌生的名词和概念。在应对外科风险时，医生护士往往较为在意自身关心、熟悉的领域和问题，而忽视了整体统筹规划。因此在前期，科室管理人员应当建立风险干预的教育体系，向各一线医护人员提供风险干预的知识和背景教育，使其了解风险干预的原则和方法。同时各外科医生应当具备集体意识，加强荣誉和安全观念。临床工作中因为与接班、值班医生、护士交接班时，病情交代不清，风险意识不强造成的恶果屡见不鲜。这就要求各位医护人员做好风险交流，接好保障患者安全的接力棒。此外，还应强调外科医生与同科室其他医生、其他科室的会诊医生进行全面、详尽的风险交流，以达到最好的综合诊治效果。

三、外科风险干预的具体形式

外科医生在进行风险识别与评价，大致确定了风险发生的可能性以及导致的后果严重程度后，需要进一步分析考虑各类风险干预方式的成本与效果，以作为进行风险决策的依据。任何一种风险干预的方式都有其优缺点，并有其固有的使用范围，我们需要对各种方式的优劣和使用情形加以了解。一般而言，外科风险干预的方式主要包括风险预防和风险控制。

1. 风险预防　风险预防是指风险发生之前采取的具体防范措施，其目标是降低外科风险的发生率或不良后果的损伤程度。风险预防是积极的防范措施，要实现正确、合理的风险预防必须对风险因素进行分析，即风险预防更加依赖于风险识别、风险评价等前期的风险预控流程。风险预防应当遵循有的放矢的原则，其主要应对的是经过评价、有循证依据的潜在风险而不是凭空想象、未经科学论证与分析的猜想。

风险预防措施主要在风险发生之前起效，即“事前”措施，旨在影响或打断风险发生的链条，减少风险发生率或损伤程度。它主要包括以下 3 个方面。

（1）影响风险因素。例如，对心血管疾病患者进行术前心肺风险的评价，它通过改变手术患者人群整体存在潜在心血管风险的概率来降低术中心血管风险的发生可能，但术中心血管风险一旦发生，后果通常较为严重，其严重程度并不会因为术前评价而减少。

（2）改变风险环境。例如，在肝切除手术中，由于肝脏为实性器官，血供丰富，术中往往出血较多。此时，风险因素为肝脏血供系统的生理特点，我们可以采取控制中心静脉压的方式，改变肝脏静脉系统的血压，通过改变肝脏所处的风险环境来预防风险。

（3）打断风险因素的下游链条。例如，对于肝硬化 - 门静脉高压继发脾大，造成继发性脾功能亢进的患者，采用脾切除术的方式，避免血细胞过度减少，防止肝硬化的风险因素影响下游。此时采取的预防措施并未对源头风险因素进行处理。

2. 风险控制　另一类“事后”措施，即风险控制，旨在应对风险发生以后，减小造成不良后果的严重程度。例如，对于肝/肾肿瘤合并下腔静脉癌栓的患者，在取栓过程中癌栓极易脱落引起心肌梗死、肺栓塞等致死性并发症，此时先在下腔静脉汇入右心房处置入滤网，防止栓子进入心脏。这是一种减少损伤措施，滤网不能阻止栓子脱落，但栓子脱落后，滤网可以减少其进入心脏的可能。所谓“事后”措施，并非是指事后补救，而是我们事先就已经采取了预防措施，但这些措施在风险发生以后才能起到作用。

常见的风险控制措施包括抢救计划、紧急处置计划等，也即“事后”措施更倾向于“预案”，是一种应对外科风险的“保险”，即事先对有可能发生的后果做到心中有数，然后部署预防措施。术中备血、相关科室术中会诊制度都是典型的风险控制措施。此外，一些风险干预措施可能同时具有预防和控制两方面的功能。以对医务人员的教育培训并制定规章制度为例，在进行相关知识学习，并进行制度规范后，医务人员既可以积极预防，从减少人为失误方面减少风险发生率；而事故发生后，医务人员也对控制措施更为熟稔，可以有效提高风险控制的效率，降低疾病风险严重程度和损失程度。

总之，外科风险干预是外科风险管理体系中最为关键的部分，树立正确的预防观念，掌握合理的干预措施是做到外科风险管理的关键。在进行外科风险干预时我们需要注意以下几个方面：①在成本和效益的基础选择干预措施。采取的干预措施及对患者的保护应当与可能造成的后果严重程度相适应，如何把握成本（风险干预的经济、人力成本）与效益（患者安全）两者之间的平衡是需要依据实际情况权衡的。任何风险干预措施都是有成本的，在实际情况下，对于低风险事故的过度预防容易花费过多精力，反而忽视真正需要采取措施的高风险因素。②不能完全依赖干预措施。风险干预措施无论是基于机器还是人，本身都有存在故障或失误的可能。因此，对一些后果严重的风险，应当视条件采取多种风险干预措施联合应用，从而尽可能地降低疾病风险。③不能忽视风险干预措施带来的风险。某些风险干预措施一方面减小风险，另一方面也会带来新的风险。仍以脾功能亢进患者的脾切除手术为例，脾切除是为了解决患者贫血的风险，但脾切除术本身作为外科手术可能引起一系列新的风险。总而言之，外科风险很难做到彻底消除，但作为外科医生，应当树立应对风险的信心，努力结合应用现有的条件，不断改进优化干预手段以改善患者的预后。

参考文献

[1] 崔娟莲， 王亚平 . 医疗安全之“墨菲定律”和“海恩法则”. 医学与哲学（B）， 2012， 33（12）：1-2.

[2] 邵华，薛梦茹 . 医疗损害责任纠纷案审理规范的统一、突破与缺憾——基于《最高人民法院关于审理医疗损害责任纠纷案件适用法律若干问题的解释》相关规定的剖析 . 医学与法学，2018，10（02）：35-40.

第 3 章

干预者的决策

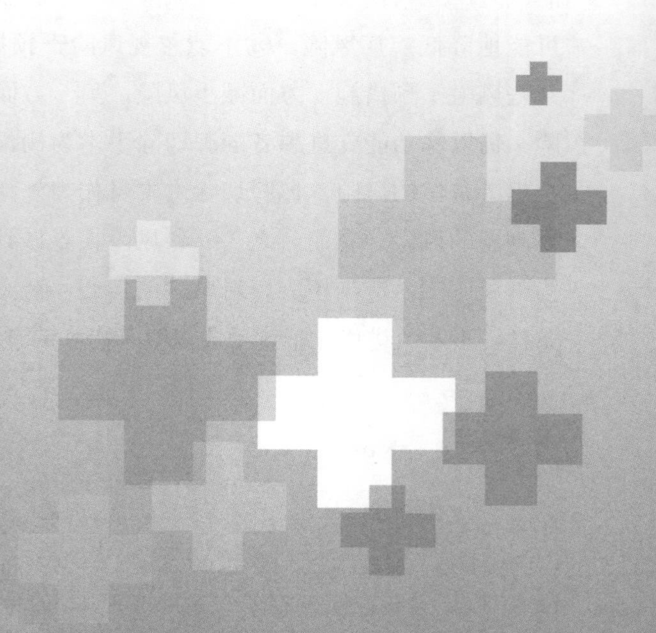

第一节　临床决策的制订

决策在我们生活中无所不在，只要有选择，就会涉及决策的问题。在我们的生活和工作中，经常会遇到法国哲学家布里丹提出的“毛驴效应”。毛驴站在两堆数量、质量和距离完全相同的干草之间犹豫不决。因为毛驴无法分辨两堆干草的优劣，无所适从地站在原地最终活活饿死了。这头毛驴遇到的决策困难就是布里丹的“毛驴效应”。俗话说：“鱼和熊掌不可兼得”。每个人在生活中时经常会面临各种各样的决策，如何选择对于事情的成功甚至人生的成败关系极大。为了获得最佳的结果，人们常常在选择时反复衡量、斟酌。但在很多情况下，机会稍纵即逝，要求我们当机立断、迅速决策。如果犹豫不决，就会一无所获。

医学的对象是人，包括医生在内的干预者每天都在做出各种决策，这些决策往往关系到患者健康甚至生命安危。例如，安排什么化验检查，用什么药物，是否需要手术，何时选择何种手术方案，术后危急重症的处理及临床支持治疗的选择，等等。那么，什么是最佳的临床决策？同一个患者，同样的临床资料，不同的干预者可能会做出完全不同的决策。决策正确才能有成功和生命的希望。如果决策失误，不论有多么高超的技术也不会取得满意的结果。因此，干预者如何做出迅速、准确的临床决策显得尤为重要。

一、定义

临床决策就是以医学基本原则为基础，根据包括医生在内的干预者的临床经验、结合患者的具体情况，在充分评估不同方案的风险及获益之后，对疾病治疗过程中的相关问题做出选择并予以实施。所有干预者的临床决策都需要引起我们的重视，如何指导他们做出合理、有效的临床决策需要进一步研究和关注。

二、分类

临床决策涵盖了从诊断到治疗的全过程，既包括战略性的，就是总体的医学治疗原则，有所为，有所不为，也包括战术性决策，根据具体患者、具体情况，采取具体的决策。通常临床决策按照时效性来分，可以分成以下 3 类。

1. 弹性决策　这种决策在时限上有一定的弹性，可以查阅资料，或者和老师、同事商议后再做出决策。弹性决策主要涵盖了发生在病房的一般性决策，包括对潜在的风险进行预判，以及制订常规的治疗和手术方案等。

2. 限期决策　这种决策需要在有限的时间内做出判断和选择。通常发生在门诊工作中，对就诊的患者给出诊断，并及时进行处理。这类决策虽然并不涉及生死攸关的考验，无须当机立断，可以有斟酌的时间，但多数情况下也要尽快做出决策。

3. 紧急决策　紧急决策是要迅速做出判断和选择，并能直接影响到患者治疗和预后的决策。例如，在急诊时，干预者常常会遇到车祸、全身多发伤的患者，情况十分危急，患者往往处于休克、呼吸困难的状态，哪种创伤是最危及患者生命的？要先解决什么问题才能最大程度地挽救生命、减少创伤？此外，在需要速度、胆量和技巧的复杂外科手术当中，当危急的风险来临时，干预者们需要沉着冷静、处乱不惊、默契配合，根据平时积累、储备的临床经验和手术技巧，找到控制风险的关键点，才能化险为夷。此时的决策往往与患者的预后和生命安全直接相关，对干预者的要求最高，只有长期的临床训练和积累，再加上强大稳定的心理素质，才能做出快速和正确的决策。

三、临床决策的特点

1. 整体性　临床决策是不仅仅局限于治疗本身，还包含在疾病诊断、术前评估、手术时机、手术方式的选择、术中风险的控制、干预和术后并发症的评估与治疗等事项当中。因此需要用整体观的视角来进行临床决策，切不可将患者割裂为一个个孤立的器官，只见树木不见森林。不仅仅需要重视患病脏器的功能恢复和治疗的成功，更要注重患者整体功能的康复，否则手术技巧再娴熟，也只是只会开刀的“开刀匠”，更有甚者会出现虽然切除了肿瘤，但患者在手术中已失去了生命体征的极端现象。因此临床决策要有整体观，要注意到干预过程的整体性，将诊断、治疗的方方面面贯穿到临床决策体系当中，还需要注意患者生理功能的完整性，除了关注损伤脏器的机制与功能，更要注意生命体征的稳定性及多脏器功能的协同性，从而保证患者的安全与快速康复。

2. 风险性　临床决策关系到患者的功能恢复，甚至生命安危，其风险性是贯穿于医学干预过程始终的。其风险性在于：①首先来自于患者。患者本身有诸多的不确定性，特别是高龄、危重的患者，不仅疾病的发展和转归在临床上难以预见和控制，患者对于治疗的反应也不尽相同，甚至可能会出现难以预料的严重并发症，这些都需要干预者们密切观察、及时应对，不能有丝毫的放松。世界上不可能有一模一样的患者，也就没有一成不变的临床决策。②即使明知有风险，但发生的概率是不确定的。临床上常常会有患者家属追问风险发生概率的情况，其实风险概率是就大样本患者而言的，在临床研究和治疗上有统计学意义，但就单个患者来说，一旦风险发生便是 100% 的概率。即使是发生概率极小的风险往往也会因为干预者的疏忽或病情的突变而发生，如干预者们没有做好预判和防范，往往会发生措手不及的现象。③医疗本身就有风险性，无论是药物干预还是手术治疗都是“双刃剑”，都存在医源性损伤及各种不良反应的可能。而且当前医学对许多疾病的认识及其发生机制尚不明确，对药物和干预治疗的副作用认识不全面，还无法做到对所有情况的有效预防。④不同地区的医疗技术水平本身存在着很大的局限性和不均衡性，干预者的知识、技术、思维、胆识等也千差万别，对治疗的最终结果有很大的影响，因此干预者本身就是影响决策风险性的关键环节。⑤医院内部的管理及各专业团队间的协同性等方面存在各种差异，这些都会影响到临床决策的执行及患者的治疗效果。

3. **社会性**　临床决策不仅是科学性问题，还是一个社会性问题，需要全方位的思考，既涉及学术问题，又强调社会环境和干预者的非技术修养。很多时候医疗纠纷是由于医生、护士等干预者与患者及其家属沟通欠缺引起，而不单纯是因为医疗技术问题。干预者要提高临床决策能力，除了要提高医疗技术水平，更应该提高对患者心理因素及社会处境的关注，强调心理安慰、危机评估及沟通协调能力的综合提高。在临床实践中，需要将临床决策与知识、经验、技能、心理、决断、协同、沟通等条件系统的密切联系在一起，才能培养起优化的临床决策思路、方法和技巧。

四、影响因素

临床决策包括了从诊断到治疗等多方面的内容，既有选择检查项目、提出假说性诊断的问题，也有选择治疗时机和治疗方案的问题。影响临床决策的因素存在于上述内容的方方面面，而且每个因素都存在不确定性。在这许多不确定因素中做出正确的决策并非易事。临床决策是干预者对临床中经常面临的实际问题采取的选择和措施，特别是在面对多种选择或情况紧急需要当机立断时，如何选出最正确的方法，是我们应该重点关注的问题。在临床实践中，干预者往往会根据自己的临床经验和能力做出决策，然而经验和能力往往有个人的局限性，而且决策中的从众心理、名人效应甚至是对患者的同情心都会影响干预者的决策选择。

第一，医学的进步与发展。随着互联网医学信息和人工智能技术的高速发展、分子靶向、肿瘤免疫治疗的不断成熟，以手术机器人为代表的高新技术的不断涌现，这些医疗技术与理念的不断更新，使得可选择的诊断与治疗手段变得越来越丰富，而要做出恰当的临床决策就要求干预者们能与时俱进，时刻走在专业领域的前沿，只有了解、掌握了最新的医疗成果，才能选择最佳的治疗手段。例如众所周知的“癌中之王”肝癌，最初对肝癌的治疗只有手术切除这一种治疗手段，随着医疗技术的发展和理念的进步，便出现了无水乙醇注射、射频消融、介入治疗等微创治疗手段。当前随着对基因及免疫治疗靶点的研究进展，靶向药物、免疫检查点抑制剂的应用又给肝癌的治疗提供了多种治疗手段，大大提高了肝癌的治疗效果。单就手术方式而言，也从最初创伤巨大的开腹手术，发展到微创的腹腔镜甚至是机器人微创手术；从局部切除发展到解剖性切除再到目前的三维重建、荧光引导下的肝切除；还衍生出了前入路肝切除、联合肝脏分割和门静脉结扎的分阶段肝切除等多种手术方式，极大地提高了手术的精准性，扩大了适应证，减轻了患者的创伤。因此以医生为代表的干预者只有对本专业及相关专业知识领域和研究进展的全面把握，才能根据不同的疾病阶段及患者实际情况做出最准确、合理的临床决策。

第二，自身的能力水平。医学是一个高风险的行业，也是一个实践的学科。需要干预者在长期临床工作中，经历众多的临床实践，为自身的成长和积累打下了坚实的基础。但是，每个干预者的学识不同、经历不同、所处的医疗平台不同，这就造成了他们的临床经验、学术水平及心理素质都是千差万别的，而这些都可能影响临床决策的选择。笔者这里讲的自身能力不仅仅是指医学理论知识和临床经验与能力，还包括自身业务水平和积累的临床经验之外的能力，需要善于利用循证医学的证据，善于从多学科会诊中学习经验，善于利用人工智能等新技术带来的先进成果，综合提高面对临床问题做出快速、准确临床决策的能力。

第三，协调管理水平的问题。在实际诊疗过程中笔者常发现同一个科室，相同水平的医生之间对病情的判断、决策的选择和治疗的效果会存在着偏差。这时的临床决策影响因素可能就不仅仅局限于医疗水平及临床经验了，协调、管理的水平的高低也同样影响决策的结果和治疗的结局。现在疾病治疗往往不局限于单一学科，而是需要多科室、多专业的协同，需要多名干预者的配合，协调和管理水平的差别这时就能体现出来。协调管理水平高的医生在发现问题后，能及时调度、沟通各个部门，将多个学科整合成合力，以取得最佳的治疗效果。协调管理水平的提高不是天生的，也不是一蹴而就的，需要提前规划、不断积累，在临床治疗的每一次实践中锻炼多学科沟通和协调管理能力。

五、意义

在当今的知识经济时代，知识就是金钱，决策就是生命。干预者的工作性质决定了时时刻刻都需要面临临床决策的问题，在一个成功的病例中，75% 在于临床决策，25% 才是经验与技巧。临床决策正确与否事关患者的治疗效果，决定了患者的预后转归，甚至直接关系到患者的生死。同时临床决策对干预者的成长也是十分重要的，一个准确、有效的临床决策是对干预者的考验，是医学知识、经验、临床思维、判断能力的体现。提高临床决策能力既是对每一位干预者提高专业素质的要求，也是顺应时代发展和医学进步的必然要求，更是建立互信的医患关系、营造和谐的医疗环境中必不可少的环节。因此，临床决策作为医学理论与实践相结合的产物，在提高临床干预的准确性和有效性，减少不必要的社会成本消费等方面有着积极的作用。

参考文献

[1] 黄志强 . 论外科决策 . 军医进修学院学报， 2012， 33（3）： 201-210.
[2] 顾晋 . 外科医生决策 . 中国实用外科杂志， 2008， 28（7）： 527-528.
[3] 杨镇， 裘法祖 . 外科临床决策 . 中国实用外科杂志， 2007， 27（1）： 19-22.
[4] 张俊祥 . 临床决策与信息冗余 . 中华医学杂志， 2005， 85 （32）： 2236 -2237.
[5] 冯变喜 . 外科决策的理念、技巧与艺术 . 医学与哲学（临床决策论坛版），2007.
[6] Rifat Latifi. Surgical Decision Making- Beyond the Evidence Based Surgery. Springer， 2016.
[7] 张大庆 . 临床决策：医学哲学研究的一个重要领域 . 医学与哲学，2004， 25 （12）： 17-21.
[8] 何权瀛 . 如何科学地制定临床决策——循证医学、指南共识、精准医学、整合医学与临床决策 . 医学与哲学， 2016， 37 （6B）： 1-4.
[9] 刘永雄 . 外科临床决策的核心在精于选择 . 医学与哲学（临床决策论坛版）， 2006， 27 （5）： 1-3.

第二节 临床思维的培养

在纷繁复杂的临床工作中，患者的病情瞬息万变，检查手段多种多样，治疗方法日新月异，每位干预者在实际工作中，都在有意或无意地应用思维方法解决临床问题。干预者既要有扎实的基础理论，又要有科学的临床思维和精湛的治疗技术，才能较好地处理临床疑难杂症。本章重点讲述如何培养临床思维，以提高干预者的诊治水平。

一、概念

思维是指通过抽象、归纳、演绎、分析与综合等方法获得理性认知的过程。临床思维是干预者运用已有的基础理论和临床经验，对疾病进行判断、分析、推理、治疗等一系列的认识过程。临床思维贯穿于整个医疗过程中，起着枢纽与核心作用。临床思维具有严格的时效性、患者的特异性和病程的动态性等特点。

缜密合理的临床思维能使疾病获得及时诊断，并取得满意的治疗效果，对于疾病风险及其预后的判断、手术时机及方法的选择、手术并发症的预防均起着极其重要的作用。在具有类似客观条件和知识水平的情况下，临床思维水平高的干预者，通常可以诊断出其他人看不出的疾病，或采取其他人想不到的治疗方法，使疑难病例能够得到及时准确的诊治。而临床思维能力低的干预者，有可能出现认识偏差，导致误治、漏诊和漏治，从而耽误病情，使患者承担不应有的损失。因此干预者只有注重加强临床思维方法的培养，才能采用正确的认识方法，做出合理的判断和处理，在临床诊疗过程中使患者取得最佳的治疗效果。

二、过程

临床思维主要包括纵向思维和横向思维。纵向思维贯穿于诊断和治疗方案的全部过程中，包括疾病诊断、把握手术指征、制订手术计划、实施手术方案和术后治疗等。横向思维是每一个步骤的横向延伸，例如鉴别诊断、多种治疗方案的选择、术中决策等。干预者的临床思维实际上是纵向思维和横向思维互相交错的过程。

干预者在接诊患者时看到的只是疾病的一个方面。在临床资料尚不完整的情况下，做出诊断和治疗意见不可避免地会带有片面性。因此，还要不断收集新的临床资料，完善必要的检查，观察症状体征、病情发展及治疗反应，从而来验证或修正诊断，改善治疗方案。通过再诊断、再治疗的过程，直到得出最后诊断并确定最终的治疗方案。

1. *诊断决策中的思维方法*　“诊”是对患者的资料收集、调查研究的过程，“断”是对收集的资料进行分析与归纳、演绎与推理的结果。临床思维始于诊断，在做出诊断的过程中，干预者根据有鉴别意义的临床资料，进行有针对性的体格检查和辅助检查，从而为进一步明确诊断提供依据。

（1）临床资料的调查与收集：对患者建立初步诊断的基础始于收集资料。临床资料的调查和收集主要包括病史采集、体格检查、实验室检查和影像学检查。采集病史时应尽量全面详细，把握疾病发展、演变的过程，同时需要注意有意义的临床症状和鉴别意义的阴性症状，为进一步检查提供思路和线索。在采集病史之后，干预者已经形成了对疾病的初步印象，在这些印象的指导下，再对患者进行全面体格检查，对有诊断和鉴别诊断意义的体征需要重点检查，有目的地选择敏感性和特异性较高的实验室检查和影像学检查。在辅助检查日新月异的今天，要根据不同的疾病特点和患者的具体情况，贯彻最优化原则，选择检查的先后顺序及组合方式。

（2）临床资料的整理与分析：面对错综复杂的临床资料，干预者需要整理、分析和归纳。这里面既有专业能力的问题，也有思维方法的问题。在分析和整理资料时，应充分利用干预者的主观能动性，应用专业知识，通过去粗取精、去伪存真、由表及里、由此及彼的临床思维，对所得材料进行综合分析。

在临床资料的整理与分析时，干预者应做到以下几点：①抓住主要矛盾，解决患者当前最主要的疾病问题。患者就医时可能同时患有多种疾病，但这次需要解决的一定是最紧急、最给患者带来困扰的问题，因此在分析资料时抓住主要矛盾就显得尤为重要。②在纷繁复杂的临床资料中，需要理清临床症状、体格检查和辅助检查之间的相互关系，才能进一步推测可能的病变部位、性质和病因，为明确诊断奠定基础。③在现实工作中，能影响检查资料准确性的混杂因素很多，这就需要干预者对于临床上可疑的材料需要认真复查和核实，去除疑点、鉴别真伪。

（3）假说性诊断的形成：经过对临床资料的调查与收集、分析与整理之后，运用积累的知识理论和临床经验，进行类比、归纳、分析、推理、演绎等思维过程，提出一个或几个假说性诊断，从而形成初步诊断。形成假说性诊断的思维方法主要有以下 3 种。

1）排除诊断法：当出现一组临床表现相近的疾病时，将它们相互比较，逐一排除，以缩小鉴别诊断的范围。当提出一组待鉴别的疾病时，应优先考虑常见病、多发病，紧密联系实际，具体问题具体分析，并尽可能多地包括所有可能的疾病，以防遗漏造成误诊。例如上消化道出血的患者需要将疾病的特点与复合性胃和十二指肠溃疡出血、食管 - 胃底静脉曲张破裂出血、肿瘤出血、应激性溃疡、胆道出血这五种常见疾病逐一对号入座，符合者即为初步诊断。

2）推理诊断法：抓住临床表现中某一主要的症状或体征，根据疾病的临床特点和机制，逐渐深入思考，最后做出合理的诊断。如对急腹症患者，抓住腹痛这一主要症状，根据其发病机制及生理学特点，结合腹痛的部位、性质、程度、放射特点、伴发症状等，顺藤摸瓜，最终判断出引起腹痛的根源所在。

3）综合诊断法：综合运用排除法和推理法，通过对相互联系的症状、体征和检查结果的综合分析，便于进一步选择有针对性的检查方法，提高诊断的准确性。对于具体的患者，干预者在运用诊断思维时需要因地制宜，灵活运用排除法、推理法及综合法，将纵向思维和横向思维融会贯通。

在临床实践中我们需要注意：①在进行假设性诊断时，要重视首诊时做出的判断，首诊的思路决定了后续的检查和治疗手段，如若出现偏差可能会影响到诊断和治疗的方向。②接诊的干预者也不可盲目依赖首诊时的诊断，因为门、急诊短时间内做出的判断有可能会出现偏差，需要理性对待。③要提高诊断的准确性，可以连续多次检查，或者同时或序贯采用几种检查手段，以提高诊断的敏感性和特异性。④常规的检查方法可能存在这样或那样的不足，随着医学的发展，不断会有新的辅助检查手段出现，干预者要不断学习新的诊断方法，来丰富诊断手段，提高诊断符合率。

（4）假说性诊断的验证：提出假说性诊断后，干预者需要通过进一步检查、治疗与观察，验证假设，以得出支持或否定原诊断的结论。在临床工作中，要做出正确诊断和治疗决策，首先要认识到诊断的假定性，几乎所有的临床诊断最初都是假说性诊断；其次干预者每一次检查分析，都只能看到疾病过程中某一阶段的一个横断面，往往要综合多个横断面，才能了解疾病的完整面貌。而且病情是不断发展变化的，临床思维也是一个不断进步的过程。这就需要用发展的眼光看待假说性诊断，观察疾病发展变化趋势，观察在假说性诊断指导下的治疗反应，不断验证和修正假说，及时修改治疗方案。

特别是在急重症的诊疗过程中，迫于病情危重、时间紧迫的压力，干预者需要在简单的问诊和查体后，立即做出初步诊断，并采取相应的检查和治疗，在检查和治疗的过程中，对假说性诊断进行验证，并拟定下一步的检查和治疗方案。因此有时会出现部分或全部修改原有诊断的情况，干预者一方面需要不断丰富自身知识理论水平，另一方面要研究总结误诊的原因，充实临床经验，努力提高诊断水平。

2. 治疗决策中的思维方法 一旦诊断明确就需要尽快制订进一步治疗方案。如要手术治疗，又需面临选择手术时机、手术方式、术中决策、术后管理及对意外事件应对等问题。干预者在制订治疗决策时，都要在各种治疗方案中进行选择，通过判断治疗中的风险和效益，应用规范而缜密的临床思维方法，做出合理的治疗决策。

（1）制订治疗方案：干预者需要为每一个患者制订切实可行的最佳治疗方案，因此要做到因人而异、因病而异。与诊断过程相比，治疗中存在更多的不确定因素，需要丰富的临床经验、社会经验和思维能力。在制订治疗方案时，干预者必须考虑到多方面的情况，如疾病的合并症、治疗并发症、患者的身体状况、社会及心理状况（如家庭、婚姻、经济、文化、性格、职业、生活习惯和宗教信仰等）、当前的医疗条件和医务人员的经验与技术水平等。

治疗方式主要可分为非手术治疗和手术治疗。非手术治疗的种类很多，例如药物治疗、放射治疗、物理治疗等；手术治疗又包括了开放性治疗和微创治疗。每种治疗方式都有其明确的适应证和禁忌证，但两者之间并非是割裂开的，而是互相联系的，如果能配合恰当便能将治疗获益最大化。例如围手术期治疗实质上是作为非手术治疗的一部分，可为手术治疗创造条件，并保证术后的顺利恢复。恶性肿瘤通过手术切除病灶后，又为进一步放、化疗等综合治疗创造了条件。

因此如何选择及安排多种治疗方法的顺序，既能发挥每种治疗的最大优势，还能避免或减轻其不良反应，都需要干预者反复比较，权衡各种方法的利弊，选择最佳的方法或优化组合。

（2）围手术期的决策思维

1）术前准备：手术是外科决策中最重要的一个环节，术前充分估计手术的难度和风险，缜密制订手术计划，根据术中可能出现的情况制订多种可能的方案，术中才能做到运筹帷幄。即使是急诊手术也要在必要的术前准备后进行，决不能贸然实施。

术前准备面临的主要问题是手术适应证的把握及患者对手术耐受能力的评估。这要求术前诊断明确并对病情的轻重程度有足够的估计，当所有的临床资料都无法明确诊断时，开腹或腹腔镜探查也可以作为一种明确诊断的方法。此外还需要对患者的全身状况有足够的了解，不同的手术对患者的耐受能力要求不同，术前除了进行全面的体格检查及辅助检查，还要根据不同手术对器官功能的特殊要求进行针对性的检查，以便正确评估患者对手术的耐受能力。对耐受能力差的患者，除做好一般的术前准备外，还要采用合理的方法提高患者对手术的耐受能力。如肝硬化患者行半肝或扩大半肝切除前，应充分估计肝脏功能储备，必要时可行门静脉分支栓塞及 ALPPS 手术，提高保留肝组织的功能。肿瘤、梗阻性黄疸的患者术前有效地纠正水、电解质、酸碱平衡失调可显著提高患者对手术的耐受能力。此外，心脏病、高血压、呼吸功能障碍、肝肾疾病、糖尿病、免疫功能低下及营养不良等伴发疾病，会严重降低患者对手术的耐受能力，应在允许的范围内予以纠正，以提高手术耐受能力。

手术时机取决于疾病本身的严重程度、进展速度和是否存在危及生命的并发症，一般可以分为择期手术、限期手术和急诊手术。如肝脏恶性肿瘤原本是限期手术，如果合并肿瘤的破裂出血，可能导致患者休克及肿瘤播散，则需要行急诊治疗。

2）术中决策：术中决策主要包括术中诊断、可切除性的判断、手术方式的选择及术中危急情况的处理等。在手术过程中，需对手术区域进行全面探查，对病变器官进行重点检查，必要时行快速冷冻病理检查以明确或修正术前的诊断。随着对病变程度及范围的进一步了解，采用何种手术方案应根据患者的疾病情况、手术医生的技术水平及器械设备条件等因素加以综合考虑。手术方式的选择要遵循患者最大获益的原则，注意根治性和安全性的统一，任何情况下患者的安全始终是排在第一位的，应严格掌握手术指征，避免出现“为了手术而手术”的现象，减少治疗的盲目性和随意性。还要考虑费用效益比及新理论、新技术的进展，为外科干预者做出最优化的决策提供依据。

对于手术过程中可能发生的各种不可避免的紧急情况，如大出血、器官损伤等，外科干预者应有足够的心理上和技术上的准备，切不可出现慌乱钳夹止血等错误操作，术中的医源性损伤往往会给患者带来更严重的创伤。外科干预者应提前规划好可能出现的意外风险及处理预案，做好防范措施，并注意平时应急能力的培养，才能在紧急情况发生时应对自如，化险为夷。

3）术后治疗：术后治疗的目的是使患者尽快恢复生理功能，预防并及时治疗各种术后并发症，促使患者尽快康复。应充分认识到的是，手术是一个有创的操作过程，任何手术治疗都会造成患者生理上和心理上的负担和创伤。干预者要以人为本，深入了解手术可能引起的病理生理变化，注意维持重要脏器功能，水、电解质、酸碱平衡，在此基础上制订用药的计划和方案。对于术后并发症，第一需要尽早实施预防措施，提前掐断并发症发生的源头，防患于未然；第二需要注意观察，通过仔细的临床观察，在并发症发生的初期予以早诊断、早治疗，防止并发症的扩散和进一步恶化，将损伤控制在最小范围；第三要从术前准备、术中操作和术后管理中找原因，采用自我批评的方法总结经验教训，提高临床经验和临床思维，从而预控风险，降低并发症发生率，改善患者预后。

三、如何培养临床思维

1. *勤于总结*　临床思维能力在长期的临床实践中必然会有所提高，然而自觉提高与自然提高却存在着根本的区别。“学而不思则罔，思而不学则殆”，临床上经常遇到年资相近的外科干预者在实践机会相似的情况下，自身的收获和提高往往是不同的，差别主要在于其是否善于思考和总结。思考是指针对某一个现象进行判断、分析、推理等思维活动，是一种有目的的主动探索，通过思考可透过表面现象去了解事物的本质，在临床思维过程中，我们更应鼓励和提倡提前准备和主动思考。外科干预者在诊治患者时需要阅片，良好的阅片能力既能迅速从影像学资料中寻找明确诊断的蛛丝马迹，也能提前规划出手术预案，是外科干预者临床思维和技能中的关键环节。而如何提高阅片能力呢？这就需要干预者勤于思考，不仅从影像学报告中学习总结，还需要与术中的解剖进行对照，术后再反复阅片总结，随着实践、观察、思考的不断增加，临床思维能力便自然地提高了。

主动思考还在于及时总结。作为干预者，其自身不断的反思和总结也是提高临床思维能力的最有效途径之一。临床常见的急腹症，因为其症状大多相近、病情千变万化、治疗紧张急迫，因此经常会出现误诊、误治的情况，当遇到这种情况时不应逃避，而应及时总结经验和教训，在纷繁复杂的病情资料中，总结出明确诊断和及时治疗的经验，在实践中锻炼临床思维。我国肝胆外科之父吴孟超院士常说的“会做、会讲、会写”，其实就是将临床实践中所观察到的现象、积累的经验体会，总结出规律性的理论认识，通过大会发言及论文发表的方式，将其传播发扬出去，这不仅是对个人临床思维能力的提高，更能引发别人的思考和积累，最终带动相关专业领域的共同进步。

2. 注重实践　临床医学是一门实践性很强的应用科学，临床思维必须在实践和练习中培养和提高，不能只根据书本的知识，闭门造车，教条地解决临床上的实际问题。随着医学科技的迅速发展，如彩色多普勒超声、CT、磁共振、胃肠镜、PET-CT 等一系列先进的诊疗手段应用于临床，极大地丰富和增强了干预者对于疾病的认知能力，导致相对一部分干预者只关注于检验数据和检查报告，从不对患者的症状、体征进行仔细观察，这种“只见树木不见森林”的做法，只会禁锢干预者的临床思维，当检查结果受到多重因素的干扰或者相互矛盾时就会出现误诊、误判的情况。因此在临床实践中，任何现代化检查方法都只是干预者感官的延伸，无法取代干预者的思维，干预者不能盲目依赖于先进的检查手段，而忽视了对病情整体的、全面的把握。干预者在选择检查和治疗手段时，也应深入到患者当中，详细采集第一手临床资料，个体化制订检查计划和治疗方案，以避免干预者变成“离床干预者”。

现代医学之父威廉•奥斯勒曾经说过“如果没有书，犹如在没有海图指引的海上航行；有书而无患者，则是根本未去海上”。我国名医张孝骞教授也认为临床医学的最大特点就是不能脱离实践，不能离开患者。要深入到患者中去，而不是单纯地把功夫用在书本上。患者是最好的老师，一个优秀干预者的成长离不开向患者学习，在培养临床思维能力时，要根据患者病情的实际情况，灵活运用所掌握的知识综合分析与判断，不可“唯书至上”，远离临床实践的干预者只会是理论家，永远不可能获得临床思维和能力的提高。

3. 科研思维　科研的方法可以概括为以下几个步骤：资料的收集与整理，统计分析，提出假说，实验设计，实验完成和得出结论。干预者诊疗过程就应像做科研一样，从临床资料的收集开始，在归纳、总结、分析的基础上提出假说性诊断，并在进一步的检查和治疗中予以验证，最终提出治疗的方案。干预者需要用科学、严谨的方法对待每一个病例，若能自觉地将科研方法应用于临床思维，便可以大大提高临床的思维能力。在将科研思维模式融入到临床思维模式的过程中，外科干预者需要熟悉科学研究的各个环节：如何收集和分析资料，如何归纳、提出、修正诊断，如何根据具体患者个体化的制订治疗方案，如何跟踪、关注学科进展与发展前沿，将科学的精神、严谨的态度和探索的意识融入到诊疗过程当中。

4. 与时俱进　首先，临床思维需要从“以疾病为中心”向“以患者为中心”转变。因为医学治疗的对象是具体的人，而不是抽象的疾病，传统的“见病不见人”的治疗模式已经无法适应现在的治疗需求。患者除在生理上有疾病外，在心理和社会方面也需要关怀与治疗。因此干预者不但要着眼于疾病，还要着眼于患者，临床思维除了重视疾病本身的治疗方面之外，还必须包含心理、社会方面的因素，只有通过生物、心理、社会、人文的有机结合，才能获得良好的治疗效果。如果干预者不考虑患者的心理因素和社会环境，仅仅考虑疾病的治疗需要，在治疗过程中很难取得患者的信任和配合，治疗效果也会大打折扣。

其次，随着诊断、治疗手段和技术的日新月异，墨守成规的治疗理念和思维模式已不能适应医学的发展与进步。干预者需要不断更新知识理论、学习新的技能和手段，才能更好地提高诊疗水平、促进临床思维的不断更新与完善。如在诊断中三维重建技术的出现极大地缩短了外科干预者术前阅片的学习曲线，提高了术前对病情的分析能力，便于提前预见到可能出现的风险、预先提出规避风险的详细的手术方案。在治疗中，随着术中荧光显影技术的应用，以及腹腔镜、机器人等微创技术的推广和传播，既往一些需要开腹等巨创的外科手术，已经能够通过微创的方式来完成，这不仅减轻了患者生理上的创伤，更减轻了对心理上的打击，促进患者的快速康复。此外以靶向药物及免疫治疗为代表的肿瘤综合治疗方法发展迅速、疗效显著，给肿瘤患者术后的长期生存及提高生活质量带来了曙光，干预者的临床思维如果不能紧跟医疗技术和理念的转变和进展，必将无法满足患者日益增长的精准治疗需求。

参考文献

[1] 夏穗生 . 论外科干预者的临床思维 . 现代临床普通外科，1996，1（2）：

65-67.
[2] 曾宪九 . 青年外科医师的培养 . 实用外科杂志，1984，4（1）：55-56.
[3] 刘大为 . 外科危重病评估的临床思维 . 中华外科杂志，2006，44（17）：1166.
[4] 刘胜利，范键，汤文浩，等 . 外科干预者的临床思维 . 医学与哲学，1999，20（2）：44-46.
[5] 王玉琦 . 注意培养良好的外科临床思维方式 . 中国实用外科杂志，2006，26（1）：2-4.

第三节　循证医学的运用

传统医学是以经验为基础，依靠干预者的经验和直觉进行诊断和治疗。然而，个人的经验是有限的，无法短期积累起大量、全面的病例，仅凭对疾病片面的理解和非试验性的临床经验，无法全面认识疾病的发生发展规律，也无法满足新时代下人们对健康医疗的追求，更无法准确地指导临床决策。

医学是一门实践的科学，在实证主义时代，干预者的决策越来越依靠证据，在这种情况下循证医学应运而生。循证医学通过遵循高质量的临床研究证据，正确评价临床决策的每个方面。循证医学并不否认干预者的临床经验、临床技能和医学专业知识，它只是强调任何临床决策都应建立在最佳科研证据的基础上，其目的是使干预者的临床决策更完善、更准确、更科学。临床研究的证据必须与患者的具体病情、干预者的经验及患者的意愿相结合。

一、概念

循证医学是慎重、准确和明智地应用当前所能获得的最好的研究依据，同时结合干预者的个人专业技能和多年临床经验，考虑患者的价值和愿望，将三者完美地结合，制订出患者的治疗措施。

构成循证医学决策模式的因素主要有3点：①宏观上有法律法规、社会准则、医疗保障体系等因素；②客观上有基础医学研究证据、临床随机对照试验、系统评价及患者具体的病情；③主观上有干预者的临床经验和技能，患者的文化层次、宗教信仰和价值取向等因素。以上因素相互作用、共同构成了循证医学的临床决策体系。

二、临床应用

1. 树立循证医学的思维　在复杂的临床决策中，干预者常常会遇到各种各样的选择问题，例如疑难病例的确诊方法、创新疗法的适应证、干预手段的选择和规范化及如何实现治疗的个体化和最优化，这些单凭个人的经验是远远不够的。许多医疗上的决策是有双刃剑效应的，既可能使患者获益，也可能给患者带来风险和伤害，很难实现平衡。因此在临床实践中需要遵循循证医学模式，在搜寻科学证据并对其有效性和实用性进行评价的基础上，结合患者的个体化情况及医生的临床经验，提出的一整套不断完善的标准和方法，才能在现有的医疗条件下做出最优化的临床决策。

循证医学的思维模式不同于以往以个人经验、书本理论为主的传统思维模式，而是提倡任何医疗决策的确立都基于医疗技术、患者需要与最佳证据结合。因此干预者需要积极树立循证医学的新思维，将循证医学理念自觉融入到临床决策中，强化与互联网大数据时代相匹配的意识，使循证医学真正成为干预者进行临床决策的实用工具，也是紧跟医疗科技发展的必由之路。

2. 依据循证医学证据，制订临床决策　循证医学核心思想是依靠证据进行决策，利用临床诊疗中获得的各种数据，依靠统计学方法加工、转化、分析后根据需求被研究者加以利用，应用于临床决策实践中。在医疗过程中遇到复杂的病例，在诊断和治疗过程中存在疑惑，或者需要对医疗行为做出评价时，我们需要善于利用互联网和大数据的发展优势，搜寻当前最佳的循证医学证据，为患者提供最佳的治疗方案。优秀的干预者应该既有丰富的临床经验，又能应用循证医学证据来指导临床实践，两者缺一不可。

循证医学要求干预者对患者的诊治以循证医学证据为指导原则，特别是在一些存在争议的临床决策领域，积极应用循证医学原理开展高证据等级的临床试验，可以根据患者的临床获益情况来选择更加合理的治疗策略。当面临治疗方法选择的疑惑时，我们可以从 Medline 及 Pubmed 上搜索相关的临床研究文献，然后将不同治疗方式的文献进行评价，去除一些缺乏重复性或因选择偏倚造成的假阳性结果，尽量选择随机对照的研究结果，对这些结果进行系统评价和统计合并。将获得的研究结果，结合干预者自身的经验和水平，以及患者的具体病情和需求，选择最适合该患者的治疗方案。例如，胰头癌患者行根治性手术时，是行包括 13、17、12 组淋巴结的标准淋巴结清扫还是行包括 8、9、13、17、12、14、16 组淋巴结，以及腹腔干、肠系膜上动脉右侧的神经丛的扩大淋巴结清扫，在临床上一直存在着争议。针对上述问题开展的一项 7 个中心 167 例随机对照研究表明扩大淋巴结清扫相比标准淋巴结清扫并未带来明显的生存获益，反而会导致术后并发症发病率的增加和术后恢复的延迟，因此对于胰头癌患者来说标准淋巴结清扫可能是更加合理的治疗策略。

3. *及时掌握循证医学的进展*　由于循证医学是在不断发展、进步中的，通过高证据等级研究的不断开展及归纳、总结，会有新的临床治疗方案或理念的提出和证实，因此循证医学的结论不是一成不变的，而是在不断地更新、发展中，在临床实践中，除了采用循证医学的原理和方法指导临床决策，还应及时掌握循证医学的最新进展，促进该领域医疗技术和治疗理念的进步与发展。例如对于内镜治疗包括 EMR 和 ESD 技术在早期胃癌治疗中的应用，早期通过大样本的回顾性研究学者发现，在部分早期胃癌患者中，内镜治疗可以获得与传统手术相同的远期预后，但是由于缺乏与其他术式对比的前瞻性研究的证实，各国对内镜治疗的绝对适应证把握比较严格，并不推荐作为常规的治疗手段，仅限于局限于黏膜内、直径≤ 2cm 的肿瘤。接下来日本学者进行了早期胃癌行 ESD 术的扩大适应证的大样本前瞻性研究，结果证实了肠型、局限于黏膜、不伴溃疡直径＞ 2cm 或伴有溃疡直径≤ 3cm 的早期胃癌行 ESD 是安全、有效的。在循证医学指导的基础上，早期胃癌的内镜治疗突破了发展的瓶颈，进一步确定了其在早期胃癌治疗中的作用和适应证范围。再如，既往多数回顾性研究均显示亚低温治疗能有效降低重型颅脑损伤患者的颅内压，但根据循证医学原理设计的多中心前瞻性随机对照试验却认为亚低温治疗在降低颅内压方面无明显优势，不仅不能改善患者预后反而会增加全身并发症的风险，因此重型颅脑损伤患者行亚低温治疗的研究出现了停滞。而最新的多中心前瞻性随机对照研究将重症颅脑损伤患者进行了分层研究，结果表明亚低温治疗对在 GCS 6 ～ 8 分、年龄小于 45 岁和伤后 6 小时内达到低温水平的患者疗效显著，能显著改善患者预后，这就为亚低温治疗带来了新的活力，为进一步的临床应用指明了新的方向。

如何评价一种治疗方法是否安全、有效，如何规划出某一疗法的适应证范围，需要研究者采取循证医学的方法，经过长期、大样本临床研究来逐渐明确，这个过程是漫长的，不可一蹴而就，只有经历了大量的临床实践检验，才能避免经验性的盲目滥用给患者造成不必要的伤害，只有掌握循证医学证据的不断更新，才能推动临床医学更好地发展和完善。

4. 建立循证医学决策体系　循证医学需要建立在基于临床问题的科学证据基础上，因此，循证医学决策体系的形成需要经过以下5个阶段。①提出问题：针对具体患者提出需要循证的临床问题，可以涉及病因、诊断、治疗、预后等方面。②证据搜集：根据临床上提出的问题搜集当前最佳的研究证据。③证据评估：对研究证据的真实性、可靠性和可利用性进行评价。④临床应用：结合干预者的临床经验和患者的个人需求，将证据结果应用于临床实践。当然并非所有临床问题都可找到最高等级的证据，但应尽可能使用等级高、推荐度高的证据来源。⑤系统评价：对临床决策的应用效果进行追踪和分析，通过临床实践来验证证据的可靠性、实用性和有效性，并做出理性的评价。

在建立循证医学决策体系过程中，还要考虑到影响决策构成的各个因素，如证据来源的可靠性、研究方法的科学性、患者的依从性和外部环境的支持性等。在排除各种非正常因素影响的情况下，才能获得最可靠的证据，做出客观、准确的评价，才能建立一个基于科学证据的临床指导系统，形成对某些特定病种、特定治疗方法的诊治规范，并能形成新的科学证据，指导临床实践。

5. 循证医学的个体化实践　个体化治疗就是干预者针对不同患者的具体病情，结合科学证据、临床经验或病理生理学推理，对患者采取适当的医疗措施的过程。临床实践中，干预者每天都会面临这样的问题：患者的症状、体征与教科书上描述的不相符，患者的病情阶段与指南分期不完全一致，诊断依据及治疗方法很难直接套用教科书和指南上的条条框框。

循证医学所提供的证据和结论都属于共性的原则，是可以指导临床决策的依据，但是这与个体化治疗并不矛盾，甚至比传统医疗决策方法能更有效地开展个体化治疗。循证医学理念本身便强调了科学的个体化，要求考虑临床研究证据、干预者经验及患者的意愿等多方面因素。在不同患者的治疗中对证据、经验和其他因素的正确权重，是选择个体化治疗方案的关键。

目前循证医学仍处于初级发展阶段，在医疗实践中还有大量的临床问题没有科学的答案，还有相当一部分诊疗方法缺乏可靠的研究证据。当患者的特殊病情没有可参考的研究证据时，可以将非随机对照研究、专家的共识、经验，以及病理生理机制推理作为决策的参考依据，并结合治疗的副作用、费用及患者意愿等因素，对干预措施的可行性及费用 - 效益比进行综合评估，尽可能地做到有据可依。随着医学的发展，高质量的临床研究证据不断增加，干预者可以通过对循证医学体系的不断完善与修正，指导患者个体化临床决策的制订。

三、局限性

循证医学强调医疗决策必须以临床研究结果为依据同时考

虑患者的主观需求，其目的便在于通过客观证据降低干预者的主观因素对疾病治疗的干扰。因此，循证医学方法侧重于研究干预手段和疾病风险之间的关系，干预手段也取代了干预者，成为与疾病风险相互作用、影响预后的主要因素。

在对于疾病风险的干预中，经验医学过度倚重干预者，而循证医学对经验医学矫枉过正，过度强调干预手段的选择，从而忽视了干预者对干预手段的掌握情况，以及对于患者预后的重要影响。尽管循证医学的创始人 David Sackett 教授在 2000 年循证医学最新版的概念中，增加了循证医学应当“同时结合干预者的个人专业技能和多年临床经验”，但其研究方法的限制决定了循证医学难以将干预者因素客观地纳入研究范畴。例如在小肝癌的治疗中循证医学证据推荐手术是首选的治疗方法，但是循证医学证据只考虑到了手术这种干预手段能够取得最佳的治疗效果，却并未考虑干预者是否具有实施肝脏手术的能力和经验，如果在干预者不擅长手术治疗的情况下仍然按照循证医学证据来选择干预手段显然不是一个明智的选择。

四、意义

循证医学在临床决策的制定及改善患者预后等方面有着重要的意义。循证医学的目的是解决临床问题，通过将客观医学研究证据的收集、临床工作经验和技能的积累及不同患者医疗需求结合起来、综合分析，能够有效提高诊断的准确性、治疗的合理性。预控外科的实施过程中，充分重视了循证医学的理念，强调有效利用循证医学的原理和方法，选择有效、合理的干预手段，最终实现患者的最优预后。

1. 促进临床决策的科学化　循证医学在临床医学中的应用主要就是为了解决临床医疗中遇到的各种实际问题。循证医学可以为某些疾病的早期诊断提供可靠的依据，特别是那些严重危害人们健康或预后较差的疾病，可以帮助干预者为患者提供经过实践检验的最有效、可靠、实用的治疗手段证据。从低证据级别的专家意见到高证据级别的随机对照研究、系统评价及Meta 分析，循证医学通过借鉴既往临床实践中的证据，规范医疗行为模式，促进的医疗决策科学化。

2. 促进医学教育模式的转变　实践循证医学可以促进医学教育从基于授课为基础的传统教学模式向以主动寻找证据为基础的循证医学模式转变，一方面有助于培养干预者积极的探索精神和主动的思维能力，另一方面有助于融会贯通地运用纵向钻研能力、横向思维能力、使用知识解决问题的能力及医患沟通能力。当面对一个具体患者时，在循证医学的培养模式下干预者可以更好地进行临床思维、制订诊断与治疗决策，可以更有依据地回答患者及其家属的各种问题。

3. 促进医学科研的发展　循证医学能够不断地根据具体的临床问题寻找医学证据，使干预者能全面、系统地了解当前某一领域的研究现状，并付诸临床实践，还能从中发现一些尚未解决的临床问题作为新的研究方向，为临床提供指导。

由于循证医学可以不断对获得的研究证据进行严格评价，以便应用更科学的研究方法对既往研究在设计、实施、讨论方面的缺陷进行改进，从而促进临床科研的规范化和研究质量的提高。

参考文献

[1] 刘鸣 . 临床个体化处理应尽可能循证决策 . 中国循证医学杂志， 2007，7（2）：83-84.

[2] Gordon Guyatt. 循证决策就是个体化的临床决策 . 中国循证医学杂志，2007，7（2）：93-99.

[3] 高艳霞 . 循证医学对临床决策的影响 . 医学信息杂志， 2007，2：110-114.

[4] 赵建平， 段蕴铀，程巧燕， 等 . 循证医学决策模式的建立与应用 . 解放军医院管理杂志， 2003， 10（4）：345-346.

[5] 华伟 . 循证医学与实践 . 中国循证心血管医学杂志， 2010，2（4）：252-253.

[6] 阎小妍，董冲亚，姚晨 . 大数据时代的循证医学研究 . 中国循证医学杂志， 2017， 17（3）：249-254.

[7] Evidence-Based Medicine Working Group. Evidence-based medicine. A new approach to teaching the practice of medicine. JAMA， 1992， 268（17）：2420-2425.

[8] Yamao T， Imai K， Yamashita YI， et al. Surgical treatment strategy for hepatocellular carcinoma in patients with impaired liver function： hepatic resection or radiofrequency ablation? HPB （Oxford）， 2018， 20（3）：244-250.

[9] Min JH， Kang TW， Cha DI， et al. Radiofrequency ablation versus surgical resection for multiple HCCs meeting the Milan criteria： propensity

score analyses of 10-year therapeutic outcomes. Clin Radiol，2018，73（7）：676.e15-676.e24.
[10] Xu XL， Liu XD， Liang M， et al. Radiofrequency Ablation versus Hepatic Resection for Small Hepatocellular Carcinoma： Systematic Review of Randomized Controlled Trials with Meta-Analysis and Trial Sequential Analysis. Radiology， 2018， 287（2）：461-472.

第四节　MDT 模式的应用

“肿瘤患者如果先到内科就诊，那他就会进行内科化疗。如果先到外科就诊，那他就会进行外科手术，如果先到放疗科，就会进行放疗。”这个例子准确而形象地说明了医院各学科之间各自为政的治疗状况，以及开展多学科协作治疗（multiple disciplinary team，MDT）的必要性。

MDT 起源于 20 世纪 40 年代，随着医学技术的进步和医学研究证据的积累，不仅诊疗设备不断研发使用，治疗策略、理念和模式也不断更新，由笼统、经验性的治疗方法向根据患者的个体特点采取不同的诊疗方法的个体化治疗过渡。20 世纪 90 年代，英国通过立法确立了 MDT 为恶性肿瘤诊治必须遵循的模式，在欧美国家，MDT 已是医院医疗体系的重要组成部分，成为常态化的治疗模式，美国国家癌症综合网络、英国国家健康保健计划等均已将 MDT 纳入多种疾病的临床实践指南中。

一、概念和特点

1. 概念 MDT 是指由两个以上的相关学科、相对固定的专家组，针对某种疾病或患者进行通过定期、定时、定员、定址的多学科讨论会形式，汇集各学科的最新发展动态，综合考虑患者的疾病分期、诊疗需求、家庭经济条件、身体状况及心理承受能力等因素，权衡利弊后制定出科学、合理、规范的诊疗决策，并监督治疗方案的执行，定期评估疗效调整方案，从而确保患者获益最大化的临床治疗模式。MDT 成员通常包括例如外科、内科、放疗科、介入科、超声科、影像科、病理科等多学科专家，以及基础研究、护理、心理、营养学等方面的专业人员，社会工作者、患者家属等都可以作为 MDT 的重要组成部分。

MDT 是在循证医学基础上，由传统经验性医疗向现代协作组决策转化的新型的诊疗模式。MDT 本着以患者为中心的整体性原则，以各专科医生为依托，探讨疾病的诊疗模式，而非以疾病为中心的传统会诊。MDT 治疗模式的目的在于让患者从治疗中获益最大化，MDT 专家组充分按照循证医学证据，科学、合理、规范、有计划地实施个体化治疗，针对每个患者量体裁衣，而不是一刀切式的治疗，避免了各专科医生仅从自己专业的角度来实施干预。

2. 特点 MDT 不同于传统的会诊模式，其特点主要表现在以下 3 个方面。

（1）MDT 是一种模式化的制度，有相对严格及规范的制度及组织形式、时间、人员、地点，而非传统的随意、松散的会诊模式。

（2）MDT 根据患者的具体病情选择相关专业的专家参加，通过多学科讨论后，与患者达成诊疗共识，而非传统会诊模式根据患者的要求来选择专家。

（3）MDT 模式是多学科协作下的诊疗，不仅包含了传统会诊模式中的诊断，还包括诊疗方案的选择和执行。在治疗和康复过程中，专家组将定期评估治疗效果，并不断调整治疗方案，使其更符合患者的实际情况，使其更容易实施。

二、必要性和意义

1. 必要性

（1）医学科技发展的必然结果。随着医学的发展，越来越细化的专业分科体系使得疾病的研究在纵向发展上越来越深入，对疾病的本质认识得更加透彻，使疾病的诊疗更加专业化，但另一方面传统的单一、纵向的发展模式有着很多的局限性，容易陷入各自为政的怪圈，而且面对复杂且不典型的临床病例时，单一学科往往无法单独应对，单一治疗手段很难为患者带来更好的诊治效果。

当前循环肿瘤细胞、液体活检、基因检测、PET-CT 等检查手段层出不穷，以靶向药物、生物免疫治疗、适形放疗、介入治疗及机器人手术为代表的治疗手段使得疾病的诊疗技术有了日新月异的变化。因此需要打破学科间的专业壁垒，在循证医学原则的指导下，将各相关学科的发展前沿与患者疾病的具体情况有机结合，通过多学科之间的交流与合作，才能制订出符合患者利益的个体化治疗方案。

（2）医疗理念转变的必然要求。现代医学模式已从生物医学模式转变为生物 - 心理 - 社会医学模式，以疾病为中心的传统思维模式也已经向以患者为中心的人文医学转变。在以患者最优预后为目标的预控外科理念指导下，外科诊疗过程除了要重视疾病本身的治疗外，还需要包含心理、社会方面的因素，做到生物、心理、社会、人文的有机结合，才能获得良好的治疗效果。

特别是在肿瘤治疗方面，治疗目标已从单纯追求无瘤生存时间和总生存时间到保持生存质量的前提下延长带瘤生存时间，这种治疗理念的颠覆性改变就要求诊疗模式发生相应的变化。MDT模式便是顺应了当前时代发展的要求，融合了各学科发展的最新成果，从传统单一的封闭式治疗，走向了理性、合理的多学科协作，从孤立、片面的个人判断，转变为高效、全面的集体智慧。

（3）医疗资源整合优化的必然趋势：在当前信息化时代，核心竞争力已不再取决于个人知识技能积累的程度和速度，而是取决于资源整合的能力和水平。干预者应当具备将多学科诊疗手段有效整合的意识，但是医疗资源的整合并不是将多种诊疗手段任意地叠加和应用，而是依据不同患者的生理状态、疾病特征及发展阶段等具体情况，因人而异地结合和发挥各学科的优势。

MDT模式能够打破先前以治疗手段分科的局限化体制，通过整合医生的治疗能力和患者的治疗需求，确定具体而恰当的治疗目标；能够通过各学科的交叉协作，把各专业领域先进的诊疗手段融合为切实可行的诊疗方案，促进专业化和整体化相互交融，实现患者利益的最大化；能够通过定期监督，保证各种诊疗手段同时或序贯有序进行，使医疗过程更加精准、高效和人性化，促进医疗资源得到最佳配置和使用。

2. 意义　MDT模式真正体现了多学科协作和规范化治疗的优势，有效地避免了因专业医生管状思维而带来的局限性，各专业学科不再单打独斗，通过整合多学科的学术优势，最大程度地提高诊断的准确性和早期诊断率，制订合理、规范的治疗计划，为患者提供最优化的个体化诊疗方案。MDT模式实现了与疾病相关的多学科无缝链接，消除各专业对指南和规范的理解差异，在规范化的基础上实现了个体化和精准化的诊疗，从而保证了患者受益的最大化，推进了医疗资源的优化配置。

MDT模式搭建了一个相关学科交互、理论与实践前沿、临床与医技结合的学习、交流平台，既能拓宽专科医生视野，加深其对相关专业最新进展的了解，形成具有整体观和大局观的临床思维，又能促进多学科交叉发展，提高各专科、亚专科及整体医疗水平，提供更全面、更深刻的诊疗经验，直接推动医疗水平的整体提升。

三、临床应用

1. 对患者做好分层管理　MDT要求在有限时间内，集中多学科专家对最需要接受MDT的疑难病例进行讨论，因此需要制定严格且详细的入选标准，在初诊时需要对患者进行区别和分类，以发挥MDT的最大效应，也让患者获得最大的效益。

2. 确保定时、定期开展MDT会诊　当MDT开展后需要有专人负责召集和贯彻落实，确保各学科的高年资医生能够准时地出席会诊并参加讨论。在MDT会诊讨论中，应充分考虑患者及其家属的意愿，将各学科循证医学证据和诊疗进展有机结合，制订临床决策、明确疾病诊断、确定治疗方案、评估执行效果并及时修订等基本内容。

3. 做好MDT病例的管理和质量控制　MDT在程序和内容上应实现标准化和规范化，所有进行MDT的患者均需要具备翔实可查的病例资料，MDT的病例管理涵盖了患者的评估、诊断、治疗及各种治疗间的衔接过程。在初诊过程中，接诊医生应完善临床病例资料的收集及建档工作，做到准确无误。在MDT会诊讨论中，经治医生应详细记录鉴别诊断、诊断依据及治疗方案。在MDT治疗过程中，经治医生应详细记录并及时反馈所负责患者的治疗计划的完成情况、不良反应及处理措施。组织机构应对诊疗方案的实施进行监督和监控，定期对MDT管理制度和方案流程进行完善优化。在MDT结束后，应制订随访计划，关注患者的疗效、预后及心理变化，及时通过邮件、短信、电话等形式向 MDT 组织机构反馈患者治疗效果，以便评价和总结治疗的经验和教训。

4. 坚持以患者为中心的原则　在 MDT 的施行过程中充分考虑患者及其家属的观点、意愿和需求，尊重患者及其家属的知情权和对治疗方案的选择和决定权，通过与患者及其家属的沟通，制订最终的诊疗方案并严格执行。在讨论的过程中应考虑所有可行的治疗方案，而不应该因所在的医院技术条件的限制或患者年龄、经济的因素而放弃一些积极的治疗手段。对于信息不完整或检查结果未完善而不能制订明确方案的病例，可另选时间再次进行 MDT 讨论。

四、MDT 实例分析

患者，男性，48 岁。主因黑粪 1 个月，检查发现肝脏占位及乙状结肠占位 5 天入院。现病史：患者 1 个月前无明显诱因出现黑粪并伴有大便不尽感，5 天前在当地医院行结肠镜检查示乙状结肠占位，病理提示中分化腺癌。腹部增强 CT 检查发现肝脏多发占位，考虑肝转移瘤。发病以来患者食欲减退、乏力，近 1 个月体重减轻约 4kg，无腹痛腹胀，无寒战高热，无恶心呕吐，小便正常，睡眠可。查体：腹部平坦，未见胃肠型及蠕动波，全腹无压痛及反跳痛，未触及包块，肝脾肋下未触及，肠鸣音正常，指检未触及肿块。辅助检查：结肠镜示乙状结肠距肛门 30cm 巨大溃疡型隆起，侵及肠腔 3/5 周，病理示中分化腺癌，*K-ras* 基因检测为野生型。腹部增强 CT 示肝脏多发低密度肿瘤（最大约 8cm×8cm×5cm），肝实质内病变动脉期呈环状强化，乙状结肠肠壁增厚，腹膜后结构清晰，未见肿大淋巴结。肺 CT 未见明显异常。血常规及生化检查指标均未见明显异常。CEA 90.5ng/ml，CA19-9 930.3U/ml，KPS 评分为 90 分，ECOG 评分为 1 分。

第一次 MDT 讨论

普通外科及肝胆外科意见为：结合目前检查结果，诊断为乙状结肠癌伴肝脏多发转移。参照 AJCC 第 7 版分期标准，患者肿瘤分期为 $T_3N_0M_{1a}$。本例患者经肝胆外科评估认为肝脏多发转移瘤，左右两叶均有分布，且最大的转移瘤侵犯中肝静脉，属于潜在可切除，但切缘阳性可能性大。普通外科评估后认为乙状结肠原发肿瘤明确，影像学检查未见明显转移淋巴结，可行腹腔镜微创手术治疗。肿瘤内科评估后认为：根据 NCCN 指南此类患者应先采取全身治疗，只有当存在明显肠梗阻或便血危险时，才考虑行乙状结肠切除。可采用的方案有 FOLFIRI/FOLFOX/CapeOX± 贝伐单抗或 FOLFIRI± 西妥昔单抗或 FOLFIRIOX。考虑到患者 *K-ras* 基因为野生型，因此采用推荐等级最高的治疗方案 FOLFIRI ＋西妥昔单抗。如果病灶有望转化为可切除，则每 2 个月进行能否手术的评估。经多学科会诊及与患者家属的综合讨论后决定对患者行术前新辅助治疗。

行 FOLFIRI ＋西妥昔单抗治疗 6 周后，患者出现轻度皮肤毒性反应（局部丘疹脓疱样反应），经局部治疗后好转。CEA

23.8ng/ml，CA19-9 115.6U/ml。复查肝脏增强 CT 可见最大的转移瘤已明显缩小，位于右半肝，与中肝静脉距离约 1cm，左肝转移灶已消失，复查肠镜示病灶缩小，溃疡面变浅。经新辅助治疗后，肿瘤标志物明显下降，影像学及内镜下观察肿瘤明显缩小，提示患者对本治疗方案敏感。

第二次 MDT 讨论

专家组共同讨论后决定进行一期手术治疗。普通外科联合肝胆外科为患者实施腹腔镜乙状结肠癌根治联合右半肝切除。应用术中超声探查肝脏，左半肝未见明显转移瘤，多发转移瘤均位于右半肝，肝胆外科行腹腔镜右半肝切除，创面充分止血，切除标本，置入无菌保护套内，放置于肝下备取出。普通外科腹腔镜下行乙状结肠癌根治术。术后病理回报：溃疡型中分化腺癌（6cm×3cm），侵及浆膜下，上下切缘均（-），肠系膜淋巴结 0/15（-），血管瘤栓（-），神经侵犯（+），淋巴管瘤栓（+），右半肝肝组织内见多发转移性腺癌，血管瘤栓（-）。患者术后第 2 天可下床活动，术后第 3 天肛门恢复排气，术后第 7 天出院。术后 4 周复查 CEA 10.5ng/ml，CA19-9 18.6U/ml，腹盆腔增强 CT 检测未见明显异常。建议患者术后继续行化疗联合靶向治疗，但与患者及其家属沟通后，患者与家属拒绝进一步治疗。

术后 12 周患者复查腹部增强 CT 发现肝左内叶占位，考虑新发转移瘤，大小约 2cm×1cm。右侧肾上腺肿瘤，大小约 2.5cm×3.5cm，考虑新发转移瘤可能。PET-CT 检查示肝左内叶类圆形肿块，大小约 2.3cm×1.5cm，呈明显异常放射性浓聚，SUV_{max} 8.2，右侧肾上腺区见类圆形肿块影，大小 3.1cm×3.8cm，呈明显异常放射性浓聚，SUV_{max} 7.6。CEA 38.8ng/ml，CA19-9 135.5U/ml。影像科评估后认为：结合患者影像学资料及肿瘤标志物情况，考虑术后肝脏及肾上腺复发灶。

第三次 MDT 讨论

肝胆外科意见：患者考虑新发转移瘤，肿瘤单发，位置位于左内叶，再次行手术治疗创伤较大，建议患者行射频消融治疗。泌尿外科意见：新发肿瘤位于右侧肾上腺，肿瘤与周围脏器无明显粘连及侵犯，可行后腹腔镜右肾上腺切除术。肿瘤内科意见：患者手术后应继续之前的治疗方案至 6 个疗程，目前复查结果提示肝脏及肾上腺复发，综合肝胆外科及泌尿外科意见，有手术治疗的指征。考虑患者结肠肿瘤 *K-ras* 基因为野生型，且术前应用 FOLFIRI ＋西妥昔单抗效果明显，故可继续应用 FOLFIRI ＋西妥昔单抗方案治疗。肝胆外科联合泌尿外科行经皮肝左内叶射频消融联合后腹腔镜右肾上腺切除术。术中见右侧肾上腺单发肿瘤，大小约 3.5cm×4.1cm，与周围无明显粘连，周围肾上腺腺体无萎缩，充分游离肿瘤后，将右侧肾上腺连同肿瘤完整切除。术后病理提示：左肝转移性腺癌，右侧肾上腺转移性腺癌，结合临床病史及形态学符合肠癌转移。术后患者恢复良好，术后 4 天顺利出院。术后 1 周复查肿瘤标志物迅速下降。术后 2 周患者开始规范的 FOLFIRI ＋西妥昔单抗治疗至 6 个疗程，并定期监测肿瘤标志物、腹盆腔增强 CT 及肺 CT 检查，至今未见复发及转移。

随着医疗技术的进步，以结肠癌肝转移灶为中心行根治性肝切除术是目前临床公认的治疗方案，手术应力争达到切缘没有癌细胞残留，尽量进行根治性切除，能明显提高手术后的5年生存率。结肠癌伴肾上腺转移通常缺乏特异的临床症状，手术切除是结肠癌肾上腺转移首选的治疗方法，应尽早行根治性切除。本例患者诊疗经过比较曲折，患者就诊时即已发生难以切除的多发肝转移灶，经MDT会诊讨论后依据患者的一般状况、检查结果、外科手术评估情况、患者及其家属的治疗意愿，首先根据肿瘤基因突变情况选择了敏感的化疗联合靶向药物的转化治疗，成功使肝转移瘤及结肠原发肿瘤缩小，获得了根治性手术的机会。由于术后患者及其家属未继续行进一步治疗，术后再次出现了肝及肾上腺的转移复发。再次经MDT讨论，综合损伤效益比，选择进行肝肿瘤射频消融及后腹腔镜右肾上腺切除这两种微创治疗方式，一方面既达到了根治性治疗的效果，另一方面也提高了患者对进一步治疗的耐受性。经过规范的全身化疗联合靶向治疗方案后，截至目前尚未出现复发现象。该结肠癌肝转移而且术后多脏器转移的患者，历经转化治疗、联合结肠癌及肝脏手术治疗、复发肝肿瘤射频消融治疗、后腹腔镜肾上腺转移瘤切除、术后化疗联合靶向治疗等一系列手段，患者获得了良好的生活质量及生存获益，充分体现了多学科协作模式在个体化治疗方面的优越性，体现了集体智慧的结晶。

参考文献

[1] 华长江，郝虹.肿瘤多学科会诊的现状与展望.医学综述，2015，21（3）：431-435.

[2] 中国研究型医院学会消化道肿瘤专业委员会，中国医师协会外科医师分会多学科综合治疗专业委员会.消化道肿瘤多学科综合治疗协作组诊疗模式专家共识.中国实用外科杂志，2017，37（1）：30-31.

[3] 赵岩，刘也夫，胡海涛，等.推进肿瘤专科医院多学科综合诊治模式的体会.中国肿瘤，2014，23（12）：975-978.

[4] 陈旻洁，张继东，闻大翔，等.基于医生视角的肿瘤多学科诊疗模式现状和对策研究.中国医院，2016，20（8）：39-43.

[5] 张太平，曹喆，赵玉沛.多学科诊疗模式在胰腺癌综合诊治决策中的价值.中国普外基础与临床杂志，2017，24（6）：665-668.

第 4 章

干预手段的优化

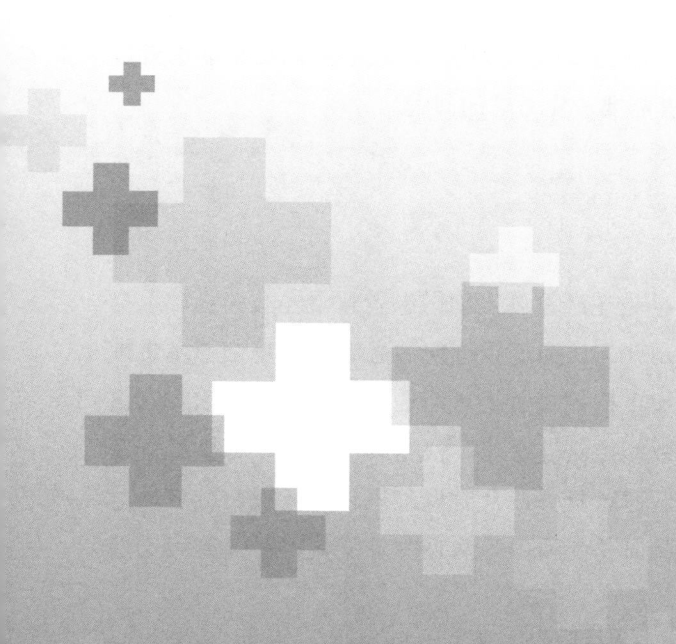

第一节　损伤控制优化

随着医学技术的不断发展，对疾病认识的逐渐加深，干预手段越来越丰富，而其发展的根本核心就在于如何将损失控制在最小范围内。作为预控外科实现手段的疾病风险管理既包括了疾病风险，也包括了干预风险。在风险管理中如何将疾病风险和干预风险都控制在最小范围内，以最小的创伤换取患者最快的康复是干预者需要最先考虑的问题。

一、概念

损伤控制最早是在严重多发创伤患者救治经验的基础上提出来的。损伤控制理念认为严重创伤的患者进行复杂手术带来的二次打击，会加重机体缺血缺氧而致多器官功能衰竭，应该先通过简单、有效的控制性手术，快速解决出血、感染等危及生命的问题，随后通过复苏，及时调整机体内环境、血流动力学、酸碱平衡、凝血功能障碍等病理生理变化，再实施确定性手术的方法。

传统的外科观念通常强调一次性手术解决患者所有问

题，比如结肠癌肝转移的治疗推荐一期完成结肠癌根治联合肝转移瘤切除的手术方式。然而当患者病情危重、机体耐受能力差或手术创伤较大时，手术本身带来的损伤也很严重，常会给患者带来疾病以外的二次打击，术后患者经常因为休克、弥散性血管内凝血（disseminated intravas cular coagulation，DIC）、急性呼吸窘迫综合征（acute respiratory distress syndrome，ARDS）及多器官功能障碍综合征（multiple organ dysfunction syndrome，MODS）导致患者难以恢复，病死率很高。

传统的损失控制是针对严重创伤患者进行阶段性修复的外科策略，旨在避免由于致死性三联征（低体温、凝血功能障碍、代谢性酸中毒）相互促进而引起不可逆的生理耗竭。我们提出的干预手段的损伤控制优化进一步强调了在患者的诊疗过程中迅速控制损失、保护组织功能、提高患者的生存质量才是临床干预的最终目的。损伤控制外科的核心思想在于迅速控制患者复杂而危重的原发病的同时，避免过多的治疗操作和过长的手术时间所带来的二次打击和损伤，避免“手术完成了，人也没了”的得不偿失的局面。干预者们需要反复权衡治疗与获益之间的关系，将风险控制在可控范围之内，以最小的路径损伤实现最优的目标损伤，通过最小的治疗代价以达到最佳的临床获益。

二、发展史

损伤控制最早运用在严重创伤，尤其是战伤救治中。1983年，Stone等回顾性研究总结了31例严重创伤并发凝血障碍患者的救治经验，最早提出了损伤控制理论，认为在严重创伤早期，为了维持患者内环境的稳定，减轻手术带来的二次打击，采取简单、快捷的措施暂时控制损伤，待患者病情好转后再根据患者的实际情况实施分期手术，可以挽救原来认为不可挽救的危重患者，明显降低病死率。1993年Rotondo等的报道进一步确定了损失控制的地位，并逐步建立了损失控制的三个阶段原则：快速控制伤情、持续积极的复苏和确定性手术。2004年Finlay等提出了损伤控制性剖腹术的概念，2005年Freeman等将损伤控制性外科这一理念运用到急性肠系膜缺血的处理。近年来损伤控制理念广泛应用于骨科、胸外科、泌尿外科及妇产科等日常创伤救治中。在非创伤性疾病中损伤控制理念也应得到广泛的认可和应用。2006年黎介寿院士提出了在非创伤性患者救治中应用损伤控制理念，除了控制病变引起的损伤还需要控制手术本身所带的损伤。

三、特点

1. 快速性　患者的病情是不断变化的，与之相关的风险也是瞬息万变的，如何在有限的时间里抓住最佳的治疗时机，如何通过风险控制手段的优化，以实现对治疗手段及其疾病本身的损伤控制，需要的就是快速。这里的快速既是指反应时机的迅速又是指治疗过程的迅速，微创手术固然对患者的创伤较小，但如果一台腹腔镜手术用时超过了七八个小时以上，长时间的全身麻醉及超长手术打击带来的创伤是远超过开腹切口带来的创伤的，即使表面上看手术是微创了，实际上给患者带来的损伤却是巨创。因此在长期临床经验积累和锻炼的基础上达到干预手段的快速性是风险控制首先需要做到的。

2. 微创性　损伤控制强调的关键点在于对治疗手段带来的二次创伤的控制，因此如何利用微创的手段来达到对病灶的控制是损伤控制优化的主题。这里的微创性主要是指减轻实施干预途径所造成的损伤，即路径损伤控制。以肝左外叶3cm肝癌的治疗为例，如果用开腹的方法来切除肝左外叶，虽然目标能够达成，但切口的创伤巨大，甚至超过了肝脏所承受的创伤，如果能用腹腔镜的方法来完成，则可以实现路径的微创，减轻大切口给患者带来的创伤。

3. 精确性　在快速、微创地实施临床干预的基础上还应强调疾病治疗的精确性，以减少对正常生理环境及组织功能的破坏。精确性既包括了目标损伤的控制，又包括了附加损伤的控制。目标损伤控制是指减轻去除病灶对目标脏器的损伤，例如当前随着对肝血供解剖认识的不断深入，以及三维重建、荧光显影等新技术的逐渐应用，对于肝肿瘤的切除已经从追求切除彻底地向尽量保留正常功能结构单位的理念转变，在完整切除肿瘤的同时尽可能地保护肝功能，有利于患者的快速康复。附加损伤控制是指减轻干预手段所带来的附加创伤，例如肝切除过程中第一肝门的血流阻断会加重剩余肝的缺血再灌注损伤，如果能精确地阻断拟切除肝叶、肝段的入肝血流，则会有效减轻剩余肝功能的损伤，促进患者恢复。

四、分类

损伤控制的核心内容是尽量减轻手术及各种治疗方式本身所引起的损伤，以最小的创伤达到最好的治疗效果，从而加速患者康复，提高远期生活质量。从医学干预的角度来看，损伤控制可以分为 3 个方面：路径损伤控制、目标损伤控制、附加损伤控制。

1. 路径损伤控制　路径损伤主要是指为了到达指定的治疗或操作区域对机体造成的损伤，这类损伤并不是在治疗或干预的过程中造成的，常发生于治疗或干预的前后。从外科的角度来看，路径损伤控制和微创理念是相互贯通的，目的都是用微创代替巨创来解决问题。开放式的巨创型手术虽然有着不错的治疗效果，但这种手术创伤大、二次污染率高，治疗时对患者机体和正常组织会造成严重损伤，且术后并发症多、住院恢复时间长、预后差等问题，影响患者生活质量，会给患者造成沉重的经济和心理负担。与开腹手术相比，微创缩短了治疗路径，减小了治疗窗口，具有视野清晰、手术创伤小、患者恢复快、住院时间短等优势。随着微创技术的发展和微创理念的深入人心，路径损伤控制理念指导下的微创手术在治疗心内科、消化内科、泌尿外科、胃肠外科等疾病方面已经成为金标准。其中微创术式对于结肠癌肝转移治疗的影响更能体现出路径损伤控制的优势，体现出对疾病治疗理念和体系的革新。既往结肠癌肝转移的根治手术因为需要切除两个脏器，手术创伤极大，往往需要通过分两次手术来完成。尽管后来有学者提倡同时切除的一期手术，但因为两个脏器解剖位置相隔太远，需要在腹壁切开 40 ～ 50cm 的切口才能完成，术后患者恢复慢、并发症发生率高，甚至会影响后期化疗等综合治疗的进行。随着腹腔镜技术的应用和发展，不仅腹腔镜结肠癌根治成为常规应用的术式，腹腔镜技术也应用到各种术式的肝切除中，从而使得腹腔镜结肠癌根治联合肝转移瘤切除的一期手术成为可能。微创手术对于路径损伤的控制极大地提高了患者手术后的恢复速度及生活质量，使其能够更好地耐受进一步的治疗。

然而，一味地追求路径损伤控制是不是正确的呢？是不是所有的干预和治疗都能够通过微创来解决呢？答案当然是否定的。除去微创本身的局限性不谈，我们首先要考虑的就是路径损伤和目标损伤之间的平衡，如果目标损伤过大，即使路径损伤控制得再好也是无法接受的。以腹腔镜肝切除为例，如果术中出现难以控制的出血或周围脏器损伤，最好能够立即中转开腹以便及时控制损伤，如果是为了微创而微创，哪怕能够最终控制病情也是得不偿失的，因为微创带来的目标损伤已经远远超过了其对路径损伤的减轻。

除了微创以外，手术的入路问题也是控制路径损伤的重要手段。选择正确的手术入路不仅能够避开重要的血管和神经等组织，减轻对正常生理结构的侵扰，还能加强手术中对风险的控制能力，避免或减轻术中及术后并发症的发生。以胰腺手术为例，因为胰腺位于腹膜后，位置深，周围有复杂的血管及神经分布，所以找到正确、适合的手术入路对于胰腺手术尤为重要。我们针对不同的胰腺病灶的位置、大小、数目和性质，建立了个体化的胰腺手术入路，如针对胰腺尾部病灶的经脾结肠韧带入路，针对胰腺上部病灶的经小网膜囊入路和针对胰腺背部病灶的后腹腔镜入路等。特别是后腹腔镜的入路突破了常规的思维，另辟蹊径，避免进入腹膜腔，从而减少了对腹腔脏器的干扰，可以显著降低出血、胰瘘等并发症，有利于患者的快速康复。而且由于腔隙局限并且缺乏激活胰酶环境，后腹腔镜入路也对重症胰腺炎的治疗起到了巨大的推动作用，显著地降低了重症胰腺炎的病死率。

有时为了达到既定的干预效果需要找到治疗的“捷径”，什么是“捷径”呢？如何寻找呢？对于损伤控制来说，捷径就是减轻对正常组织损伤和干扰的最短路径。以腹腔镜下行胆 - 肠吻合和胃 - 肠吻合为例，众所周知腹腔镜下的操作空间狭小，操作自由度低，如果要像开腹手术那样行胆 - 肠吻合和胃 - 肠吻合需要反复翻动肠管，不仅干扰了正常的肠蠕动，容易造成术后粘连，而且有可能造成前后混淆，导致吻合方向相反的情况时有发生。

笔者在大量的临床实践中发现结肠中动脉两侧的结肠系膜有两块无血管区，一旦打通该无血管区的“捷径”就能将空肠与上腹部空间直接相连，笔者称之为“L”孔和“R”孔。通过“R”孔可以直接将空肠上提至肝门处及胰头区域行胆 - 肠和胰 - 肠吻合，经“L”孔可以将空肠上提至左上腹区域行胃 - 肠吻合，经此最短路径的消化道吻合张力小，不易成角，易于吻合口的愈合，减少了胆漏、胰瘘及胃排空障碍的发生，而且便于镜下操作，降低了手术操作的难度。由于结肠系膜在十二指肠水平段会形成融合筋膜，打开“R”孔会直接暴露胰腺钩突，如需要行胰腺钩突肿瘤剜除时，可以直接经“R”孔操作，而不需行 Koche 切口和十二指肠的游离，减少了对正常组织和结构的影响。

2. 目标损伤控制　目标损伤控制是为了减轻对目标脏器的损伤，精确制导，在有针对性地清除病灶的同时尽可能地保存正常的组织功能。目标损伤控制是实现干预手段优化的首要目标，体现了损失控制优化理念的精髓。如果目标损伤过大而造成治疗过程中的风险或损伤无法承受，这样的干预措施或治疗手段是无法施行下去的。要做到目标损伤控制就需要做到干预的精确化和精细化。

目标损伤控制精确化体现在对疾病系统全面的把握上，只有对干预目标细致而深入的理解才能实施精确的干预，否则可能导致严重的目标损伤。在肿瘤治疗方面，既往的全身化疗有效性低、针对性不强，在控制肿瘤细胞的同时对正常的组织细胞也会产生严重的杀伤作用，副作用大，导致患者难以耐受。

当前的肿瘤治疗已经进入了精准医疗时代，通过液体活检和基因检测技术发现突变的基因靶点，找到导致肿瘤发生、侵袭和转移的机制和通路，再实施有针对性的靶向药物治疗，在控制肿瘤突变的始动因素的同时减少对正常细胞的伤害。在肿瘤的外科治疗方面也是如此，随着三维重建和人工智能技术的发展，在术前我们不仅能够结合影像学资料充分评估肿瘤的部位、大小、数目及有无血管侵犯，还能够通过三维影像重建，更清楚地观察到病灶周围的管道分布和变异情况，甚至能够通过人工智能技术提前规划出最高效、最精确的干预入路和切除范围。而且术中超声引导以及腹腔镜、机器人镜下ICG荧光染色及反染技术使得术者对干预目标的控制越来越直观，更便于精确干预措施的实施和推广。

目标损伤控制的精细化则体现在了干预的实施过程中，精细控制、仔细操作才能够尽可能地减轻目标损伤带来的并发症与副作用。仍然以肝切除为例，精细化的操作体现在了对出血的控制和断肝过程中，需要尽量避免肝脏不必要的缺血、淤血和无功能区残留，断肝过程中应仔细操作，对细小的血管或胆管残端予以结扎或缝扎，切忌大块结扎组织。在肝脏外科的发展初期，Pringle法全入肝血流阻断和指捏、钳夹断肝法促进了肝切除手术的发展，使得肝脏的大范围切除成为可能，然而粗放的血流阻断和断肝方式也容易导致术后缺血再灌注损伤的发生，增加肝功能不全、出血、胆漏及腹腔感染等术后并发症的风险。我们所提倡的综合运用区域肝血流阻断技术，快速、精细地显露并预控切除区域的输入及输出血流，不仅能够有效控制区域性入肝血流，还能够控制肝段间广泛的交通支和肝静脉出血，在避免残留肝脏缺血再灌注损伤的同时提高了血流阻断的效率。借助于腹腔镜和机器人为代表的微创技术及手术器械的不断发展，使其更加适用于精细化的控制和操作，得以在肝切除中逐渐应用和推广开来。

3. 附加损伤控制　附加损伤和药物的副作用或不良反应类似，即与干预措施目的不相符的、给患者带来创伤或不良反应的损伤。附加损伤是干预措施所造成的继发损伤，与风险控制的理念相悖，不仅会造成患者的预后不良，还会导致干预措施无法继续推行下去，因此附加损伤控制也是损伤控制的重要环节，关系到干预手段优化的质量和患者的耐受程度。

当前对于治疗药物的附加损伤即不良反应已经引起了临床干预者们的足够重视，形成了一整套关于药物不良反应及严重不良反应的处理、观察、随访、上报流程，促进了风险控制的及时化和药物治疗的规范化进程。在外科干预方面，附加损伤也是一直困扰干预者的问题，是影响外科干预措施应用和推广的“拦路虎”。就急性重症胰腺炎的外科干预来说，既往开腹手术的目的在于清除坏死组织和感染灶，然而手术所带来的创伤容易造成感染的扩散，会给患者带来二次打击，甚至导致多器官功能衰竭。针对上述问题我们提出了“以引代清”的理念和后腹腔镜的手术入路，其理论基础就是避免进入腹腔以减少严重感染的扩散，不过度清理坏死组织以减轻对正常组织的附加损伤，将伤害控制在一定范围内以减轻全身严重反应。这套理论降低了外科干预对患者的额外损伤，耐受性高，极大地降低了急性重症胰腺炎的病死率。肿瘤外科中的无瘤操作也是控制附加损伤的重要措施。有研究表明，手术过程中对肿瘤的搬动和挤压容易促进肿瘤细胞的血液播散，肿瘤与周围组织的直接接触也会导致肿瘤的种植，未切除干净的残余肿瘤细胞更容易出现肿瘤的复发和转移。因此，在手术过程中我们需要遵循恶性肿瘤的“非接触原则”，首先术前运用影像学技术提前预先规划好手术入路及切除平面。游离肿瘤时动作必须轻柔，避免挤压肿瘤，防止医源性肿瘤破裂而使肿瘤细胞播散入血。必要时运用术中超声及术中导航技术对肿瘤进行准确定位，保证足够的切缘，做到 R0 切除，如肿瘤侵犯血管还需要行联合血管切除。对于巨型肝癌来说没有足够的操作空间，必要时可行前入路法，先行病侧出入肝血流阻断和肝实质离断，最后行肝脏游离，以减少切肝过程中因肿瘤挤压所造成的医源性肿瘤播散。最后微创手术中将肿瘤及时放入无菌标本袋中取出以及术后用温热的蒸馏水、氯己定及氟尿嘧啶等行腹腔灌洗都是防止发生癌细胞扩散和局部种植的干预手段。

五、意义

损伤控制理念是干预手段优化的重要组成部分，只有将与干预有关的损伤降到最低才能达到良好的风险控制的目的。在临床工作中风险控制作为应对医学风险不良后果的应对措施常是把双刃剑，如果实施得当，能够将风险限制在可控的状态。但临床的治疗对象是人，疾病本身的风险、患者的全身情况和治疗过程当中的变化都是难以控制的，干预措施极有可能对干预目标、干预路径和周围环境产生损伤，这就需要应用损伤控制优化的理念，以最小的路径损伤实现最优的目标损伤，通过最小的干预代价以达到最佳的临床获益。损伤控制打破了既往对严重患者实施复杂干预的传统理念，使复杂和危重患者的处理原则发生较大的改变，在减轻患者创伤的同时提高了患者的耐受能力，提高了治疗效果。

参考文献

[1] 张万广，龙新 . 肝癌肝切除术中损伤控制和无瘤操作策略 . 中国实用外科杂志，2018，38（4）：367-373.
[2] 陈国庭，刘中民 . 损伤控制外科的理论与实践 . 外科理论与实践，2005，10（2）：197-198.
[3] 陈书德，冉启华，陈颖虎，等 . 损伤控制外科在严重腹部创伤中的临床应用 . 中国普外基础与临床杂志，2017，24（4）：496-497.
[4] 韩意，黄梁，史霆，等 . 损伤控制理念在腹部急诊与外伤中的应用经验（附 120 例报告）. 外科理论与实践，2018，23（2）：155-158.
[5] 刘渠，刘荣 . 术中风险预控与肝胆胰微创外科 . 中华腔镜外科杂志（电子版），2017，10（2）：65-68.
[6] 刘荣，尹注增，赵国栋 . 重症急性胰腺炎外科干预策略的转变 . 腹腔镜外科杂志，2017，8：561-563.
[7] 刘荣，胡明根 . 腹腔镜解剖性肝切除若干问题的探讨：中国人民解放军总医院 10 年经验 . 中华腔镜外科杂志（电子版），2010，3（6）：

466-473.
[8] 刘荣，张煊 . 腹腔镜手术治疗重症急性胰腺炎策略及要点 . 中国实用外科杂志， 2015，35（5）： 493-495.
[9] 曹君，陈亚进 . 联合肝脏离断和门静脉结扎二步肝切除术几个焦点问题 . 中国实用外科杂志， 2014， 34（8）： 713-716.
[10] 刘允怡，赖俊雄，刘晓欣 . 从 ALPPS 术式演变看肝癌外科治疗理念变迁 . 中国实用外科杂志， 2016， 36（6）： 593-595.
[11] 刘荣，赵国栋，马鑫，等 . 后腹腔镜技术在一例重症急性胰腺炎外科治疗中的应用， 中华腔镜外科杂志（电子版）， 2010， 3（4）： 309-312.
[12] 刘荣 . 腹腔镜肝切除手术入路合理选择及评价 . 中华腔镜外科杂志（电子版）， 2018， 11（3）： 129-131.

第二节　理论创新优化

医学的发展和进步离不开理论的创新，理论创新决定着医学的发展方向，它给医学发展带来的推动远远超过技术和设备的进步。理论是对实践的总结、提炼和创新，只有在正确的理论框架之下方法和技术的发展才能更快地推动医疗的进步。

一、概念

理论创新是指干预者在医疗实践活动中，针对出现的新情况、新问题，通过理性的分析和探索，对疾病或治疗的本质、机制和发展规律做出新的认识和预见。理论创新是对原有理论和方法的突破或修正，是对理论禁区和未知领域的探索和发展。

二、特点

理论体系和架构的形成和发展需要理论创新的推动，在不断的理论创新中人类对疾病的认识由肤浅到深入，治疗和干预手段也是从粗放到精准。医疗实践中的理论创新优化是以患者为研究对象，以获得更好的风险控制和更优的干预手段为研究目的，与其他学科的理论创新既有共性又不完全相同，主要具有以下 3 个方面的特点，即实践性、开放性和实用性。

1. 实践性　医学是一门实践性很强的学科，医学的实践过程既是理论的现实体现，又是理论发挥作用的桥梁、媒介和动力。理论来源于实践，理论创新也必须建立在实践创新的基础之上。理论创新的成果又可以对新的实践创新提供理论指导，在不断的实践中检验其正确性和实用性。我们需要在临床实践的基础上实现理论创新，不断地根据新的实践创造和完善新的理论体系，为我们认识疾病的本质、推进疾病的诊疗提供科学指导。

2. 开放性　要想实现理论创新是不容易的，除了要有大量的实践基础外，还需要有开阔的视野、兼容并包的思想和与时俱进的思维。理论创新需要广泛吸收前人和当代学者的理论成果，同时还要广泛吸收多学科的理论成就。存在即合理，当前的理论体系通过长期以往的发展和积累必然有存在的必然性和实用性，但是随着时代和科技的飞速发展，理论如果没能与时俱进，便会滞后，阻碍学科的进步，有时甚至会发现现有的理论与现实背道而驰的情况。这时就要求临床干预者们能够在继承中求创新，在比较中求创新，在发展中求创新，才能使理论创新既有坚实的基础，又能与时俱进。

3. 实用性　医学理论不是纸上谈兵的空想理论，需要经过反复的实践考验。理论创新的根本目的在于实践中的应用，医学理论的创新也必须从实践中来到实践中去，做到实践性和实用性的统一。只有这样才能体现出理论创新的科学性和价值性，否则在毫无实用价值的理论体系下也不会有实用的干预手段，没有实用性的理论创新也就没有存在的价值和意义。

三、分类

1. *发展性理论创新*　发展性理论创新是在肯定和继承原有理论的基础上，根据科技的发展和实践的需要，对原有的理论体系和原理，做出新的补充和修改，以满足实际应用的需求。大多数时候新的理论的发展都是建立在原有理论基础上的，是前人思考和经验的升华，也是对现有不足和缺陷的补充和完善，只有站在前人的肩膀上，我们才能不断实现新的突破，才能更好地抓住事物的本质，才能找到更好地解决问题的方法。

比较典型的就是肝切除中的控血和断肝技术的理论创新，

使得肝脏手术从粗放向精细化不断发展，将手术适应证不断扩大到肝脏的各个范围。在外科发展的初级阶段，肝脏是手术的禁区，术中难以控制的出血及术后并发症使得肝脏外科的发展举步维艰。随着对肝脏入肝血管解剖的逐渐认识，Pringle 开创了第一肝门阻断即全入肝血流阻断的血流阻断方法，吴孟超院士在此基础上提出了常温间歇肝门阻断法，结合指捏、钳夹断肝法使得肝切除手术特别是大范围的肝切除手术得以开展，推进了肝脏外科的进程。然而粗放的血流阻断和断肝方式因其更容易造成术后肝功能不全、胆漏、腹腔感染等术后并发症的发生，已经不能满足医生和患者的治疗需求，日本学者 Makuuchi 在此基础上提出了解剖性肝切除的理论，即系统性地沿着门静脉将一个肝段及其所属门静脉分支支配的区域连同动脉等一并切除，包括肝叶、肝段、亚肝段等的切除术。在解剖性肝切除理论的指导下，运用术中超声引导下精细肝蒂解剖、离断和肝段亚甲蓝染色将肝脏区域性血流控制和解剖性病灶切除的技术推向了新的高度。当然对于精细的肝段解剖和切除的过度追求也会带来手术时间、肝门阻断时间的延长，术后肝功能异常等并发症的发生。在这种情况下我们总结了肝血流供应解剖学特征和微创操作特点，提出了“一面两控”的肝血流阻断理论。这个理论提倡综合运用肝血流阻断技术，快速、精细地显露并预控切除区域的输入及输出血流，在有效控制区域性入肝血流的同时，还能够控制肝段间广泛的交通支和肝静脉的出血，提高了血流阻断和断肝的效率。该理论是在对先前理论肯定和充分理解的基础上，结合最新的解剖认知和技术的进步，经过反复思考、选择和实践，归纳和总结出来的。可以说较先前的理论而言，该项理论创新更适合当前的医疗环境和治疗需求，但是我们应该认识到，社会、医学和科技是在不断发展进步的，所有的理论也在不断地发展而不是一成不变的，该肝血流阻断理论也会被更有效的理论所取代，因此承认理论的发展属性才能更好地做到不断地理论创新，才能不断地实现干预手段的优化。

2012 年德国学者 Hans Schlitt 提出的联合肝脏分隔和门静脉结扎的二步肝切除术（associated liver partition andportal vein ligation forstaged hepatectomy，ALPPS）也是应对术后剩余肝体积不足情况的理论创新。在 ALPPS 手术出现以前，为了预防肝大部切除术后肝功能不足，主要是采用术前门静脉栓塞或门静脉结扎，阻断拟切除肝段的门静脉血流，使对侧肝脏代偿性增生。由于残肝体积增长速度慢，等待第二次手术的时间过长，患者容易因为肿瘤的进展而失去最佳手术时机。ALPPS 理论是在门静脉阻断的二步肝切除术理论的基础上认识到了肝段间交通支对对侧肝血流供应的作用，通过第一步手术阻断拟切除侧门静脉血流以及沿缺血线的肝组织劈离，达到增加保留侧肝脏供血的目的。该理论方法相比于传统的门静脉阻断二步肝切除法能在短期内促使残肝体积快速增长，且手术风险并未显著增加。

2. 修正性理论创新　修正性理论创新是依据医学实践的需要，通过反复归纳和总结，对长期以来相关理论的错误认识和解释进行修正或更改，以便实现更好的预后和推广应用。修正性的理论创新其实也是在对原有理论充分认识的基础上实现的，通过在实际应用中人们逐渐发现有些理论存在这样或那样的缺陷和错误，误导了该理论体系下方法和技术的应用，甚至对患者的预后和生命造成了威胁。这就不是一个继承和发展的问题了，需要对其本质和原则进行梳理，对整体的原理和体系进行更改和修正。

急性重症胰腺炎（severe acute pancreatitis，SAP）的治疗就经历了“早期手术—非手术—扩大手术—缩小手术—以微创治疗为先导的综合治疗”的转变，通过由“以清除为主”转变为“以引流为主”的修正性理论创新，大幅度提升了急性重症胰腺炎患者的预后，降低了病死率。SAP是一种病情险恶、并发症多、病死率极高的急危重疾病，当胰腺、胰周坏死组织合并感染、腹膜后脓肿时需要选择手术治疗。传统的SAP手术多是以清除胰腺及其周围坏死组织为主，这种术式多采用前腹壁切口，需要打开网膜囊、结肠韧带及胰腺背膜，不仅容易造成毗邻脏器副损伤，胰腺坏死组织及感染性分泌物不可避免地渗入腹腔，从而加重腹腔感染，导致全身炎症反应，而且低位渗液引流效果差，容易加剧麻痹性肠梗阻、腹腔内高压甚至肾功能不全等多器官功能衰竭。由于长期以来针对SAP的手术效果差，患者病死率高，干预者们开始认识到原有的扩大清创的理论更容易加重炎症对患者的二次打击，单纯对术式的改进已经不能够提高患者的预后，必须从理论根源上进行修正。目前干预者们通过对胰腺炎病理生理认识的深入，已经认识到充分引流才是

SAP 继发感染外科治疗的核心所在，合理、通畅的引流对 SAP 治疗的成功至关重要，外科的干预需要遵循微创、简单、有效的原则，在正确把握引流时机的基础上，选择创伤小、易于获得、便于管理且能保证引流效果的方式。我们在此基础上通过对胰腺周围腹膜腔解剖及后腹膜组织间隙结构的深刻认识，将后腹腔镜技术引入到 SAP 的外科治疗中，该理论创新性地通过肾旁前间隙及时有效地将胰腺及胰周坏死组织连同大量含多种胰源性消化酶的渗出液引出体外，缓解了胰腺组织进一步水肿和坏死。该术式入路直接、不干扰腹腔、手术创伤小、引流通畅，在减轻传统手术对腹腔脏器和结构的侵扰的同时，有效地减轻了肠麻痹和腹腔压力过高等并发症，有利于 SAP 的转归和预后。

胰肠吻合是极具挑战的消化道重建方式，是影响胰十二指肠切除术后患者预后的“阿喀琉斯之踵”。多年来胰腺外科医生在胰肠吻合方式和手术技术方面做出了多种尝试，到目前为止尚没有一种胰肠吻合的方式能够完全避免胰瘘。按照传统的机械连接理论进行的胰肠吻合法，不论是胰管空肠黏膜对黏膜的侧 - 侧吻合，还是套入式、捆绑式的端 - 侧吻合，都讲求吻合的严密性，操作步骤复杂，缝合针数、层数较多，然而不管怎么改进吻合的技术及步骤，胰十二指肠术后的胰瘘发生率降低的效果并不明显，很难解决胰瘘及胰瘘导致的一系列并发症的发生。通过对胰肠吻合手术操作的反复思考及胰肠吻合解剖性愈合的充分认识，我们认识到多层缝合看似严密，其实容易引起肠壁及胰腺断端局部缺血，还可能因为缝针损伤微小胰管导致针孔发生胰瘘。此外，过紧、过密的缝合方式还会导致吻合口张力过高、组织水肿后缝线切割造成严重的组织撕裂，更容易导致胰瘘的发生。因此需要探索出一种以紧密聚拢组织、维持吻合口血供为目的，以最小的机械性损伤达到最快的生物性愈合的胰肠吻合方式。这种全新的胰肠吻合理论是对既往理论的改正，使之更加符合吻合的生理愈合的需求。在这种创新性理论的指导下，笔者通过对缝合方式的不断优化，逐渐形成了单层连续胰肠吻合法，并初步证实了该吻合法的安全性和有效性。单层、宽针距的胰腺断端与空肠浆肌层全层连续缝合将两种组织靠拢在一起且不留死腔，在维持吻合强度的同时保证了吻合口血供，而且单层连续缝合对胰腺组织的损伤小，吻合口张力小，能够减轻术后组织水肿造成的组织缝线切割损伤。在胰管支撑管的引导下完成胰管黏膜与空肠黏膜的自然对合，使胰管与空肠黏膜更容易沿支撑管移行生长形成黏膜化的自然瘘管形成生物性愈合。因此干预者在追求技术创新的同时更应从本质上抓住干预手段与治疗目的之间的主要矛盾，及时修正治疗的理论，通过理论的创新探索出简单易行、可靠实用的治疗方式。

3. 自主性理论创新　自主性理论创新是指在医学诊疗的过程中，通过自主的、全新的概念、模式或理论视野，对解剖学、病理生理学或治疗等问题做出全新的解释，以便更好地实现理论更新，从而指导实践。其中比较有代表性的就是快速康复外科理论。该理论最早是 2001 年由丹麦 Hvidovre 大学医院

Henrik kehlet 医生提出的，是一整套以减少手术应激反应为核心，以促进患者安全快速康复为目的的人性化医疗理论。快速康复理论主张在围手术期综合应用已证实有效的各种措施以减少手术的病理生理反应，降低手术并发症发生率及死亡率，促进患者加快康复。快速康复理论主要包括以下 3 个方面内容：①术前患者教育；②更好的麻醉、镇痛及外科干预手段以减少手术应激反应、疼痛及不适反应；③强化术后康复治疗，包括早期下床活动及早期肠内营养等。快速康复理论最早应用于心脏外科，创造性地开辟了一条安全康复、高性价比及高质量的外科通道，并逐步广泛应用于骨科、泌尿科、妇科、普外科等学科。快速康复的自主性理论创新，更好地控制了患者围手术期的各种应激反应，促进患者的安全康复，而不仅仅是早期出院。在提供了更加安全有效的医疗服务的同时，减少了治疗费用，具有重要的社会和经济学效益。

“学然后知不足”。只有认识到现有理论的不足之处，才能提出创新性的自主理论创新。当前广泛公认的 Couinaud 肝脏分段法以入肝的门静脉和出肝的肝静脉为标识，将肝脏分为 8 段自然肝段。将每个肝段视为一个独立功能单位，有独立的供血和血液流出通道，切除一个肝段，对周围肝段无影响。然而笔者在大量的肝脏外科治疗的临床中观察到很多现象却是传统的 Couinaud 分段理论无法给出合理解释的，例如解剖性半肝切除过程中全肝血流阻断效果优于单纯的半肝血流阻断；半肝血管离断后，所属肝实质并非呈完全缺血状态，部分患者半肝组织会通过潜在通路恢复供血；在二步切肝法中如单纯结扎切除侧门静脉，不离断肝实质时，保留侧肝脏增生缓慢，如能行劈离肝实质，则保留侧肝脏代偿增生明显。笔者用河流流经区域内河水灌溉和流失的流域理论来解释肝脏血流供应的各种现象，发现用流域学说来描述肝脏的供血解剖似乎更优于传统的 Couinaud 分段法。河流流经区域，由该区域周围的河流共同灌溉；离河流主干越近，接受该河流的水量供给即越多；河流水流越大，附近灌溉的区域亦越大；一侧河流被截流时，对侧河流供给范围将向截流侧扩大；当河水被拦截时，下游流经区域会出现短时的缺水现象，随后截流的河水很快找到新的流出通道。肝脏的流域理论可以更好地解释自然状态下的肝脏分段及血流阻断过程中肝段血供分布的变动。立足于河流流域理论的肝脏血流供应理论是对传统肝脏分段理论的丰富和补充，每个肝脏区域不是独立的而由其周围的肝蒂共同供血，毗邻的肝静脉共同流出。肝脏解剖的“流域学说”有望改变整个肝脏手术的理论基础，给肝脏术中控血技术、断肝技术及恶性肿瘤根治方法等带来新的变革。

四、意义

理论来源与实践、高于实践，同时又能反作用于实践、指导实践。理论创新在为社会创造出更多、更有价值的成果的同时，也能够与时俱进地丰富和完善人们的知识理论结构和能力，推动社会的不断发展和进步。在临床实践中，干预者们需要解决当前医学发展中面临的理论问题，解决提升促进健康与防病治病能力的问题。理论的作用在于认知、解释现象与指导实践、解决问题，其中实践和应用更具价值。临床干预者们不应该沉醉于现有的医学理论基础和模式，而应该充分认识到理论创新带来的巨大推动作用，不断引领技术的创新应用，提升解决实际问题的能力。在实际的临床工作中，笔者通过对原有理论的发展、修正和自主创新，使其理论更符合客观规律，对临床实践的指导作用更强，使得常规临床干预方法得到不断优化，疑难杂症得到有效诊治，患者需求得到充分满足，从而促进临床诊疗活动层次和医疗质量的跨越式提高。

参考文献

[1] 曹君，陈亚进．联合肝脏离断和门静脉结扎二步肝切除术几个焦点问题．中国实用外科杂志，2014，34（8）：713-716.

[2] 刘允怡，赖俊雄，刘晓欣．从 ALPPS 术式演变看肝癌外科治疗理论变迁．中国实用外科杂志，2016，36（6）：593-595.

[3] 刘荣，赵国栋，马鑫，等．后腹腔镜技术在一例重症急性胰腺炎外科治疗中的应用．中华腔镜外科杂志（电子版），2010，3（4）：309-312.

[4] 刘荣，尹注增，赵国栋．重症急性胰腺炎外科干预策略的转变．腹腔镜外科杂志，2017，8：561-563.

[5] 刘荣．腹腔镜肝切除手术入路合理选择及评价．中华腔镜外科杂志（电子版），2018，11（3）：129-131.

[6] 刘荣， 赵国栋 . 肝脏解剖：从尸体静态解剖学下的树干理论到临床潜能形态学下的流域学说 . 中华腔镜外科杂志（电子版），2018，11（05）：257-260.
[7] 刘荣， 刘渠， 赵之明，等 . 单针全层胰肠吻合（301 式）在胰十二指肠切除术中的应用 . 腹腔镜外科杂志， 2018， 23（11）： 853-857.

第三节 路径模式优化

由于我国各级医院整体医疗条件、技术水平及患者分布的差异，在临床中我们经常会发现一项诊疗方案或者治疗手段在具体实施过程中会出现千差万别的变化，这些变化可能是形式上的，也可能是质量上的。特别是在一些复杂的干预过程中，有可能干预的形式和步骤会出现遗漏，也有可能在完成的质量上达不到预定的要求，这样一方面会影响新技术和新业务的推广与应用，另一方面也会造成医疗水平的不均衡。如果在应用和发展的初期，我们能够建立路径化和模式化的方法，将复杂的干预过程简单化、程序化，不仅能够缩短学习的过程，更能迅速、有效地掌握该项技术和技能，将各项指标标准化，保证质量的规范化和统一化。

一、概念

路径模式化就是将操作过程按照核心功能简化为固定的、

统一的路径和模式，或按照功能区块分割成单独的有标准形式的多种模块。路径化和模式化是一种简化形式，也是一种标准形式，不是为了简化而简单，也不是为了标准而省略。路径模式优化是建立在干预者对于干预措施充分理解、反复思考总结的基础上的，是对干预过程中关键节点的准确把握，也是对重点步骤的高度凝练。路径化和模式化也不是一成不变的，需要在不断的实践应用中考验、补充和完善，也需要随着医学理念和技术的发展而不断更新和进步。

二、特点

1. 程序化　路径化和模式化是将看似纷繁复杂的程序归纳和总结成一套有固定化格式的程序。通过这些程序，干预者能熟练掌握并实施干预的具体措施，避免初学者因把握不住关键点而造成时间和资源的浪费，尽可能地提高医疗效率。我们在临床中面对某种疾病采用的临床路径其实就是程序化的体现，通过将医疗干预过程总结为一系列的程序步骤或操作流程，便于在不同的医疗环境和条件下都能够实施。

2. 规范化　在不同地区、医院和个人面对同种疾病时可能会采用不同的治疗方案或措施，即便是同种治疗方案在具体实施过程中也会出现执行质量的偏差。路径模式优化能够规范医疗行为、统一执行标准，避免医疗行为的随意性，有利于提高医疗质量，杜绝医疗安全隐患，减少医疗差错或事故的发生。

经过路径模式优化，干预措施变得更加容易执行、更加有章可循，不同医生的水平对医疗效果影响较小，可以减少诊疗差异，避免治疗的随意性，提高了均质性。

3. *高效化*　路径化和模式化的提出最终是为了临床应用、解决临床的实际问题。路径模式优化是各学科的专家长期思考和总结的结果，是大量临床经验的凝炼和归纳，一方面可以减少资源浪费，降低医疗成本；另一方面可以提高诊疗质量，提高执行效率。

三、分类

1. *临床诊疗路径化*　我们现在临床上广泛推行的临床路径就是路径模式优化的体现。临床路径于 20 世纪 80 年代中期在美国兴起，90 年代初成为在美国普遍使用的一种临床医疗的标准化管理模式。因为临床路径既能贯彻关键质量管理原则，又能节约社会资源，在多个国家和地区得到迅速推广和使用。临床路径是指医院里一组人员共同对某一病种的监测、治疗、康复和护理所制订的一个有严格工作程序、有准确时间要求的医护规范，以达到减少康复的延迟及资源的浪费，达到医疗质量效益最优化的目的。临床路径一般是针对一组特定的疾病或操作来制定的，在制订过程中需要综合临床、麻醉、药剂、检验、护理、营养、康复、心理、医院管理，甚至法律、伦理等多学科知识，依据本医院该病种患者治疗、护理、辅助检查、化验、用药、常见并发症及医疗费用等信息，并运用循证医学的理念，使之与国内外报道的该病种医疗、护理等最新进展相结合。临床路径的最终形成需要经历准备和制定的过程，而且在实施、改进、监测和评价中不断地予以完善和优化，使其内容更加全面、项目更加合理、更加符合本科室的实际工作。

建立临床路径这种优化手段不仅可以规范治疗方案和医疗过程中的诊疗操作，减少了不同干预者间的个体化差异，提高了治疗的效率和质量；还能减少一些不必要、不合理的诊疗行为，有效降低医疗成本、合理利用卫生资源；而且通过设定每一个步骤应完成的时间，可以缩短住院时间，节约治疗费用，增强了诊疗活动的计划性。临床路径是一种标准化的诊疗模式，可以规范医疗行为、降低社会经济成本，通过持续监测和定期评价，有利于医疗质量的提高和改进。临床路径也提供了一种多专业协作的工作模式，在各学科合理配置的同时确保在既定时间内实现预期的治疗效果，促使了医疗资源的有效利用。在临床路径的实施过程中，患者及其家属也能够了解诊疗实施的过程和时间安排，便于患方更好地理解和配合医院的诊疗工作，促进医患间的交流和沟通，提高患者的满意度。

2. 辅助操作规范化　目前包括腹腔镜和机器人在内的微创手术成为外科发展的方向，这其中 Trocar 布置是手术的第一步，也是决定手术顺利甚至成功的关键因素。如果 Trocar 布置不合理，不仅会影响手术的流畅程度，影响游离、缝合、打结等操作的进行，还容易造成术者的疲劳，难以长时间地保持注意力和稳定的手术操作，严重不合理的还会导致肿瘤暴露困难、出血难以控制、周围脏器的副损伤，进而中转开腹，更有甚者会危及患者生命安全。然而不同术式的Trocar布置是不同的，患者的身高、体重、肿瘤解剖位置都会影响到Trocar孔的分布，如果能根据不同术式总结出一套简单易学的、模式化的Trocar布置方法，通过微小的调整就能覆盖大多数的手术需求，对于外科手术的微创化进程能够起到巨大的推动作用。

当前绝大多数基层医院缺乏微创手术的经验，就算术者已经能熟练开展相关开腹术式，一旦需要尝试腹腔镜手术，Trocar布置就会是决定手术顺利进行的决定性因素。在Trocar布置方面，很多初学者会去学习手术图谱和教程，会去研究大的中心的手术视频，但是一方面图谱和教程往往着重点在手术的入路和技巧方面，对Trocar布置大多一笔带过，未作为重点的研究内容，另一方面各大中心在Trocar布置方面往往有各自的习惯和经验，没有总结出一套简单、易学、能够广泛推广的Trocar布置原则和模式。介于笔者对Trocar布置重要性的认识及在大样本量腹腔镜及机器人肝胆胰手术经验，笔者结合术中操作体验及所遇问题对Trocar布置不断优化，总结出了模式化布孔方法，对于改善操作舒适度、提高手术效率、减少中转率有明显的效果。笔者的模式化布孔法遵循了四大布孔原则，即脐周主操作侧置镜原则、主线对称原则、对侧牵引原则、平腹8cm间距原则，针对常见的术式均有对应的模式化布孔。通过对Trocar布置的模式优化，便于初学者借鉴，做到有章可循，可以避免严重错误的发生，以提高手术的安全性，而且模式化的布孔方法便于推广应用，能够有效缩短学习曲线，提高操作舒适度，降低手术难度，缩短手术时间，不仅能够提高患者的预后，还能够促进外科手术的微创化推广和普及。

3. 干预手段模式化　由于肝脏解剖复杂、血供丰富、部分肝段解剖位置较深、腹腔镜下肝门部血管阻断困难，术中止血困难等因素，相比传统开腹肝切除术，腹腔镜肝切除术仍被认为难度大，更具危险性。近年来随着内镜切割闭合器在腹腔镜肝脏手术中的应用，使得快速有效的肝组织离断成为可能。通过对肝左外叶血管解剖分布、腹腔镜手术的特点及直线切割闭合器使用经验的总结，笔者率先提出了腹腔镜模式化肝左外叶切除的概念，对手术的步骤、相关器械的运用提出了标准化、模式化的流程。该模式化肝左外叶切除法针对传统腹腔镜下对肝Ⅱ、Ⅲ段血管蒂及肝左静脉的解剖和处理的难点，提出了不在肝外解剖血管，而是用超声刀打薄肝实质、直线切割闭合器离断的程序化、规范化方法。该模式化手术方法无须采用肝门阻断来减少术中出血，能够有效避免肝门阻断带来的肝脏缺血再灌注损伤和胃肠道淤血水肿，促进患者的快速康复，与腹腔镜传统肝左外叶切除术相比，手术时间与术中出血量明显减少，总体医疗费用无明显增加。由于其步骤简单、技术要求相对较低，低年资的外科医生也能快速掌握。通过对腹腔镜肝左外叶切除术的模式优化，手术过程更加简单、快速，重点突出，安全性和可靠性高，其规范、标准的操作流程便于初学者和基层医院的学习、开展和推广，并逐渐成为肝左外叶切除的“标准”术式。

4. 复杂操作模块化　对于复杂的手术来说，手术步骤多、操作难度高是影响手术质量的主要原因，往往这类手术只能在大的外科中心才能完成，普通医院难以开展。如果能像搭积木一样，将复杂的手术步骤拆分成一个个模块，在各自模块中再形成程序化的操作模式，将复杂手术简单化，也许这样才能使更多的医院和医生掌握复杂手术的规范化流程和手术技巧。以腹腔镜胃癌根治术为例，由于腹腔镜操作手术缺乏整体视觉，而且术者丧失了手部的精确触觉，这些都对术者的解剖认识和微创操作技能提出了更高的要求。在对胃周解剖间隙、解剖位置和血管变异等一系列问题充分认识和对手术操作流程反复思考的基础上，有学者提出了模块化腹腔镜胃癌根治的手术模式，将手术过程中需要完成的复杂操作归属到手术体位、Trocar 布局、胃周组织游离、淋巴结清扫等不同的模块，并按照流程有序地进行手术操作，做到目标明确、重点突出、有的放矢。通过对手术步骤的模块化处理，一方面模块化的分解有利于加深术者对腹腔镜下腹部局部解剖的认识和对手术过程的理解；另一方面遵循长期研究及总结的手术步骤，可以减少前期摸索过程中对正常组织结构的干扰和损伤，不仅加快了手术进程，使得手术过程更加流畅，而且术后患者并发症发生率更低，恢复更快，并能够更好地耐受肿瘤综合治疗，在一定程度上提高了患者的生活质量和预后。此外，模块化理论下总结出的一系列便捷、合理的解剖入路和简单、连贯、高效的手术程序，通过对手术流程的简化和技术路线的总结，降低了手术难度，缩短了术者的学习曲线，减少了术者和助手间的磨合过程，可以为广大患者带来重要的临床获益，并能产生良好的社会经济价值。

四、步骤

1. 临床实践　无论哪种理论，都是从实践中来的，医学作为一门实践的科学更是如此。要想做到从具体的操作中总结出路径、归纳出模式、分割成模块，一定要经过大量的临床实践，需要长期在临床中摸爬滚打，才能发现问题并提出解决问题的方法。如果不经过临床实践的考验，干预者就无法体会到各种干预措施和诊疗方法的优缺点，无法发现影响临床操作和患者预后的关键症结所在。以腹腔镜胃癌根治的模块化为例，学习曲线中的初学者往往以能够完成标准的根治手术为目标。由于操作经验不足，手术过程中遇到的意外情况尚少，对具体操作步骤的体会不够，自然无法提出模式化和模块化的优化方法。只有在大量手术操作后才会发现原有理论、方法的缺陷和不足，才能简化和归纳出模块化的形式和流程，才能促进医学的进步和发展。

2. 归纳总结　大量实践后的归纳总结实际上就是从量变到质变的过程。实践是积累量变的过程，而归纳总结才是质变的催化剂。在临床中，仅有实践是不够的，实践再多如果不会总结、不会归纳和提炼，无法将其上升为理论，这样的医生充其量就是“熟练工”或“开刀匠”，不仅无法突破自我技术能力的瓶颈，而且无法将自身的经验作为本领域共同进步的助推器。例如微创手术的Trocar布置问题，由于每个患者都是独一无二的，不可能有一样的肿瘤位置，也不可能有一样的高矮胖瘦的体型，因此哪怕做过再多的手术，在遇到新的问题时一样无法做到合理的布局。这就需要在实践中根据每次操作的具体心得体会，根据不同手术医生对Trocar布孔的意见和建议，根据自身对布孔问题的理解和思考，归纳和总结出适合不同患者体型及肿瘤位置的模式化布孔的方法，使得既往根据体表解剖位置进行布孔的方法不再符合个体化微创手术的要求。

3. 实际应用　理论需要从实践中来、到实践中去的，最终的落脚点还是实践应用。不管是大量的临床实践还是长期的思考总结，归根结底都是为了提高诊疗水平，为了推动医疗落后地区的整体发展。我们在临床上要做到理论和实际的统一，不要做“理论家”，而要做“实践家”，再好的经验和理论如果不接受实践的考验和打磨就不能证明其优越性，更不能被同行所认同，只能停留在纸面上。笔者在归纳提出模式化二步腹腔镜肝左外叶切除术的理论后立即在本科室全面开展了这项技术方法，在证明其安全性和有效性后，又在全国会议及各种培训班上广泛推广，并被全国各级医院学习并大规模应用，目前该方法已经成为肝左外叶切除的标准术式。

五、意义

路径模式优化是干预手段的概括和升华，是建立在长期大量实践和深度思考总结的基础上的，对于简化医疗过程、规范医疗行为、提升医疗质量具有十分重要的意义。将复杂的诊疗过程和干预手段凝练成逻辑清晰、结构合理、程序流畅的路径、模式和模块后，干预者能够更加容易地理解整个治疗过程的重点，更好地把握干预措施的关键节点，有利于缩短了学习曲线的过程，将复杂的操作简单化。此外，实施路径模式化后，所有的操作手段和流程都有章可循，更加合理、规范，降低了不同临床经验及医疗条件对医疗质量的影响，减少了各级医疗机构实施诊疗过程的差异性，提高了整体的医疗水平，有利于分级诊疗的实施。

参考文献

[1] 张正华，高居中 . 实施临床路径的意义和方法 . 中华医院管理杂志，2002，18（9）：513-519.
[2] 赵国栋，刘荣 . 机器人肝胆胰手术 Trocar 布置方法的教学与实践 . 中华腔镜外科杂志（电子版），2018，11（3）：166-171.
[3] 赵国栋，胡明根，刘荣 . 模式化腹腔镜肝左外叶切除术：附 71 例临床应用报道 . 南方医科大学学报，2011，4：737-740.
[4] 王雪飞，胡明根，赵国栋，等 . 一种腹腔镜标准术式的探索：模式化腹腔镜左半肝切除术 . 中华腔镜外科杂志（电子版），2014，7（3）：160-166.

第四节　成本效益优化

随着医学科技的发展，我们在疾病检查及治疗方面的手段越来越多、越来越先进，但随之而来的是医疗费用越来越昂贵。医疗费用的快速上涨成为制约人们享有先进医学技术成果的主要原因，已经成为我国医药卫生领域亟待解决的问题。医疗资源，尤其是优质的医疗资源是有限的，无法满足人们无限制的医疗需求，也不可能满足所有人的医疗需求，在实际医疗过程中，我们在做出决策时总会面临艰难的抉择。本章节将讲述如何针对不同诊疗方案进行成本和效益的分析和比较来实现干预手段的优化。

一、概念

成本效益优化就是以医学理论为基础，通过将医疗成本和结果以货币化形式予以测量和描述，来选择或优化出安全有效的、经济学效应更好的干预手段或组合。它强调不仅要发挥干预手段的最大有效性，又要考虑患者和社会的经济承受能力。

在以往的治疗中，干预者往往注意强调药物或者治疗手段的安全性和有效性而忽视其中的经济问题，从而导致医疗费用增加，卫生资源浪费，加重了患者和社会的经济负担。我们提出的干预手段优化的理念，其目的在于取得最好的预后效果，强调在医疗过程中减少对患者的伤害，减少资源的消耗，在医疗资源分配中寻求尽可能多地满足大多数人的利益。成本效益的优化强调了干预的经济性，并不是说使用简单、廉价的检查和治疗方法，也不是否认先进医疗手段带来的进步与高效，而是通过优化，能够以最少的医疗费用、资源，取得最好的治疗效果。成本效益优化可以避免医疗资源和资金的过度浪费，减轻患者及社会的经济负担。

二、必要性

医疗资源是有限的，而人们对生命和医疗质量的追求是无限的，因此在医疗过程中需要实现医疗资源的合理分配，避免医疗资源的浪费，实现医疗资源利用效率最大化。在实现医疗资源的合理分配时需要设定一个医疗资源利用的确定限度，何时、何种资源使用在何种疾病，都需要有明确的规划和确定，而不能盲目使用和浪费。现实的医疗条件无法满足所有的医疗需求，也无法满足所有的医疗偏好。社会和个人的财富是有限的，在医疗方面的过度开支也是以放弃其他方面有价值的物质和服务为代价的。例如，PET-CT 在肿瘤良恶性的判断方面具有其他检查所没有的优势——诊断的灵敏性和特异性高，我们在临床上也常会遇到常规体检时主动要求做 PET-CT 的情况。PET-CT 检查虽然在肿瘤排查中有一定的作用，但作为体检来说还有更直接、更经济的检查方式，而且 PET-CT 高昂的检查费用不仅会增加患者的经济负担，还会侵占了必须要行 PET-

CT 检查的患者的医疗资源，造成双重资源浪费。

在过去的价格分配的体制下，只要有人支付费用，不管是否有必要和是否有效，任何可能的诊疗手段都可以提供，但是这种不考虑效率的诊疗方式会造成极大的医疗资料浪费。成本效益优化在保证预后效益的基础上增加了对经济学成本的考量，在提高诊疗技术、优化干预方手段的同时，将医疗措施付出成本和获得的收益进行比较，通过对诊疗成本的控制，将有限的资源用到效果最好的领域，通过成本效益优化来确定分配的方向、顺序和组合，进一步提高医疗资源的利用率。

三、具体策略

医疗资源分配要力图做到避免浪费，要考虑患者和社会利益的最大化。在具体医疗措施决定和实践中要对所获得的效益和花费的成本进行比较和评估，这些所需的花费和可能带来的效益不仅包括经济的因素也包括非经济的因素，在全面分析付出的成本和得到的收益基础上，通过对拟订方案的成本效益分析确定最终方案。本章节的成本效益优化研究的是广义上的效益，而非狭义的货币化效益，干预者需要在综合考虑效果、效用和货币化效益的基础上进行控制成本的优化。

实行成本效益优化的具体操作步骤包括以下几点：首先要明确好各项目所需的成本，其次确定好实施项目所取得的全部效益，再次量化处理项目的成本与效益，最后对预计投入的成本与效益展开合理化分析并做出评估。

1. 成本效果分析（cost-effective analysis，CEA ） 成本效果分析是指通过成本/效果来表示被评价干预方案的经济效率，通过比较各个方案投入的单位成本所取得的效果大小，来对评价方案的成本和效果指标进行分析和比较的一种分析方法。这里的效果直接用干预施行后的临床效果指标来表示，临床效果指标可分成中间指标和终点指标。中间指标是指间接反映临床结果的观察指标，如血压、血糖及其他生化指标等；终点指标是指直接反映治疗和预后的结果，如发病率、生存率、死亡率等。

成本效果分析方法的指导思想是以最低的成本去实现确定的治疗目标或者消耗一定医疗资源应该获得的最大的诊疗效果，一般用于相同目标、同类指标、不同方案的比较。从理论上来说，各方案之间成本相同或相近，选择效果更好的方案，当效果相同或接近时，则应选择成本较低的方案。例如在将机器人应用到前列腺癌根治的手术中时，人们常常会有疑问：昂贵的机器人设备是否会增加患者的负担，能否让患者从先进的技术中获益。通过对机器人手术和开腹手术的成本效果分析，我们发现尽管机器人手术费用更高，但机器人手术的手术时间更快、术中出血更少、术后恢复更快，术后的发病率与生存率与开腹手术相比也没有明显差异。而且因为患者术后住院时间短，在总体治疗费用方面机器人手术也并未给患者带来更多的负担，因此综合分析后可以认为机器人前列腺癌根治是最为优选的治疗方案。

2. 成本效用分析（cost-utility analysis，CUA） 成本效用分析是计算来源于某项方案的增量成本与归因于该项方案所产生的增量健康效益之比，往往用于非致死性健康结局的治疗方案的质量评估上。成本效益优化中，治疗的效益不是通过简单的发病率和死亡率等传统指标来衡量，而是通过衡量生命质量和生命年数体现出来，这就需要使用到质量调整生命年（quality-adjusted life years，QALYs）这种健康测量方法。QALYs 是寿命期望和剩余寿命年质量的数学乘积（QALYs = ΣMi = 1qiTi），身体完全健康的 1 年等于 1 个质量调整生命年，死亡等于 0 个调整生命年。QALYs 既关注生命的长度，也关注生命的质量，可以通过获得 1 个质量调整寿命年所需要的成本来评价治疗方案的成本效用。许多国家正是通过评估增加 1 个质量调整寿命年需要的投入来判断医疗保健措施的成本效益，来判断是否将其纳入保险范围。标准值一般以各国的 GDP 为参考，例如美国一般以增加 1 个质量调整寿命年需要 5 万美元的投入为标准，不超过 5 万美元即认为具备良好的成本效益；英国、澳大利亚多以 2.7 万美元 /QALY 为标准；我国一般是以 11 900 美元 /QALY 作为标准。

例如高血压这种常见的慢性疾病，目前已成为我国第一大疾病，也是我国居民的首要疾病负担，其质量方案的选择不仅是一个医学问题，同时也是卫生经济学的重要问题。既往的医学指南对药物和诊疗方法的推荐主要目的在于评估其有无疗效，很少关注治疗的成本与效益。高血压药物治疗的成本主要包括购药成本、患者就诊随访的成本、出现药物副作用时的治疗成本，效益主要体现在通过降压治疗，使其中一部分患者避免发生心脑血管疾病，提高生活质量，延长寿命，从而节约治疗这些疾病的成本。在应用质量调整生命年方法时，需要分析获得有生活质量的 1 个寿命年所需要的成本，再与标准值进行比较，以评价医疗干预的成本效益。高血压治疗方案的选择需要重视成本效用的评估分析和优化选择，防止过度诊疗造成的资源浪费，使有限的医疗卫生资源最大限度地发挥作用。

3. *成本效益分析*（cost-benefit analysis，CBA） 成本效益分析是指在医疗资源稀缺的条件下，通过对各种备选方案的全部预期效益和预期成本的货币值来进行比较、分析和评价，作为干预者进行选择和决策时参考和依据的一种方法。成本效益分析需要在效益可以用货币计量的情况下用货币值来评价各诊疗方案的优劣，由于成本和效益的结果均用货币值来显示，因此其不仅可用于同一疾病的不同方案的比较，也可用于多种疾病的不同方案的比较。需要注意的是，成本效益分析仅适合于用货币值来描述效益的情况，当结果很难或不适合换算成货币金额来表示时，例如生活质量或满意度这种难以定量的指标时，这种分析方法则很难应用。成本效益分析在医疗领域的应用常集中在抗菌药物使用和疫苗接种中。例如，对不同抗菌药物治疗严重感染进行成本效益分析，通过计算药物、治疗、随访、误工等全部成本和最终治疗效果的货币数值，并得出各药物的效益成本比值，以便筛选出最优化的抗菌药物方案。

四、意义

在社会生活的各个方面，人们总希望付出的成本能够收到最好的效果，或者在得到类似效果的前提下付出的代价或成本最低，就医疗领域来说更是如此。生命是无价的，但医疗资源是有限的，如何充分利用有限的医疗资源将患者及社会的获益最大化，就需要运用成本效益分析，通过对诊疗行为和干预手段的优化，达到医疗资源的有效分配。

1. 在当前医疗科技蓬勃发展的今天，新的基础理论、诊断方法、治疗药物、技术、器械层出不穷，干预者们很难迅速、深入地认识和了解，当面对突如其来的新技术、新方法时往往会不知如何选择，不知如何将最新的医疗进展与实际的临床工作相结合，有时候会出现不合理使用的过度医疗的情况，一方面可能会造成新的不良事件的发生，另一方面也加重了患者的经济负担，造成了医疗资源的浪费。通过成本效益分析，干预者能够充分了解各种检查方法和治疗手段在实施过程中的成本及可能产生的效果，才能根据患者的病情、可能遇到的风险和可选择的干预手段，更加迅速地做出判断、选择和优化并制订出相应的干预手段和方案组合。

2. 最先进的诊疗手段固然会推进各专业领域的进步，但随之而来的高昂的经济费用也会给个人和社会带来沉重的负担。

我们在之前的章节中讲述的干预手段优化，重点关注了安全性和有效性，关注了如何以最小的损伤达到最大的治疗效果，而没有考虑到干预手段的经济性。由于人的经济社会性属性，每个人能够承担的经济负担是不同的，在诊疗中需要考虑到干预手段的经济因素对患者的影响，并非最先进、最有效的手段就是最合适、最合理的。本章节的成本效益优化就是在保证诊疗过程安全、有效的基础上，科学合理化地对相同疾病不同的干预手段进行成本效益分析，分析和评估其经济性方面的价值，从可控的根源进行干预手段的优化配置，最终选出使用方便、疗效肯定、价格合理的最佳干预手段。成本效益优化不仅可帮助医院有效控制医疗成本，使得临床决策的选择更加优化，还可进一步减轻患者所承受的经济重担，根据患者的经济能力选择合适的干预手段，以便合理化地利用和分配医疗资源，有效减少资源浪费的现象。

3. 当前干预者往往对新的诊断方法、新的治疗药物、新的手术方式趋之若鹜、人云亦云，很多时候都处在盲目跟风的阶段，而不考虑自身的医疗水平和患者的经济情况。在这样的医疗模式下容易出现过度医疗的情况，例如，磁共振就能明确良、恶性的肿瘤被推荐做了PET-CT；免疫组化就能判断基因突变的肿瘤患者被推荐做了全外显子的检查；吃常规药物就能控制的慢性疾病被用上了高级别的药物；能通过腹腔镜手术解决的胆囊结石被做了机器人手术。上述情况都是将新型干预手段过度应用的情况。充分地将成本效益优化运用在医疗领域中不仅可以对医疗的全部诊疗行为展开强有力的经济学控制，促进干预手段和医疗资源的合理化应用和优化配置，在医疗工作模式向经济控制转化的同时，提升医疗资源的利用效果。

总而言之，成本效益分析在医疗领域所扮演的角色已经开始变得越来越重要。通过成本效益分析，不仅可帮助临床干预者及时、全面地掌握各项诊疗措施的实施情况，有效控制成本，节约医疗资源，减轻患者和社会的就医经济压力，还能帮助干预者有效地选择和优化出成本效益比更高的干预手段，提升整体的医疗能力，有利于我国卫生事业的发展。忽视诊疗的成本，只考虑其安全性及疗效是不可取的，做不到真正的常态化的医疗风险控制，我们在日常的诊疗过程中一定要与时俱进，严密结合现阶段的经济、社会成本与效益，对诊疗过程中的方方面面展开成本效益优化。

参考文献

[1] 崔月颖，刘伊凡，王小万 . 成本 - 效果分析实际应用中的问题及探讨 . 中国卫生经济， 2015， 34（9）： 8-9.
[2] 杨文彪，孟庆明 . 成本效益分析法在医院经济管理中的应用 . 经济研究导刊， 2018， 16： 110-111.
[3] 徐宁，田利源，王新宴 . 高血压诊疗的成本效益分析 . 中华骨与关节外科杂志， 2017， 10（6）： 496-498.
[4] 田文华 . 成本 - 效益与成本 - 效果分析 . 解放军医院管理杂志， 1995， 2（1）： 76-79.

第五节　人工智能的发展

随着卫生信息化的快速发展和医疗大数据的广泛应用，人工智能技术成为医疗信息技术发展的新趋势，在智能影像学、智能病理学、智能临床决策等方面得到广泛的尝试和应用，在外科领域也有望成为一项可普及推广的技术。人工智能在健康管理、药物研发、疾病诊疗、精准医学等方面有着巨大的发展前景，有望在降低医疗成本、提高诊疗的效率和合理性、改善医疗资源配置不均匀等方面发挥着重要的作用。伴随人工智能发展上升为国家战略，临床干预者需要转变工作理念、学习智能技术、规范医疗行为、鼓励跨界合作以顺应人工智能医疗带给我们的机遇和挑战。

一、概念

人工智能（artificial intelligence，AI）是研究用于模拟、延伸和扩展人的智能的理论、方法、技术和应用的一门新的技术科学，其目的是使用计算机来模拟人的思维过程和智能行为（如学习、推理、思考、规划等）。人工智能是一门高度综合的交叉学科，是基于计算机科学、控制论、信息论、神经心理学、哲学、语言学等多种学科研究的产物，其研究内容主要包括自然语言理解、机器学习和知识获取、知识处理系统、计算机视觉、自动推理、搜索方法、智能机器人、自动程序设计和专家系统等方面。

AI正在逐渐兴起成为颠覆各个领域的强大动力，通过AI在医疗机构的应用，能够提升医院的生产效率，增强基层医疗的服务水平，在疾病的诊断、预测、治疗和管理服务上发挥AI的优势，有助于改善外科治疗的不确定性和外科水平发展的不均衡性。

二、人工智能的发展

人工智能的历史可以追溯到20世纪50年代，1956年计算机科学家John McCarthy在美国达特茅斯大学举办的首次人工智能研讨会上首次提出了人工智能的概念，标志着人工智能学科的诞生。经过60多年的发展，特别是近10年来，随着算法和计算能力的迅速提升，在互联网、大数据、超级计算、传感网等新理论、新技术及经济社会发展需求的共同驱动下，人工智能技术经历了革命性的发展，呈现出深度学习、跨界融合、人机协同、自主操控等新功能，深刻地改变着人类的生活。

目前人工智能已经成为国际竞争的新焦点、经济发展的新引擎、社会建设的新机遇。欧美等国家已经从国家层面出台了促进人工智能发展的规划。2016年美国政府发布《国家人工智能研究与发展战略计划》报道，2016年12月英国也发布关于人工智能的战略报道，主张通过发展人工智能以提升企业竞争力、政府治理能力与综合国力。2016年5月我国发布了《“互联网＋”人工智能三年行动实施方案》；2017年7月国务院在《新一代人工智能发展规划》中指出应深化人工智能在智能医疗领域的应用，推广应用人工智能诊疗新模式、新手段，建立快速精准的智能医疗体系；2017 年 11 月在北京召开“新一代人工智能发展规划暨重大科技项目”启动会，这些都标志着我国人工智能的发展已经进入了全面启动实施阶段。

三、人工智能在医学中的应用

基于医疗信息大数据的人工智能技术为医疗服务提供了更加便捷、优化的途径，人工智能在医疗领域的应用不仅带来了医疗技术的革新，还促进了整个医疗诊疗模式的转变，对传统的由人来主导的临床决策起到了巨大的推动作用。

目前，利用人工智能技术进行疾病诊疗的研究主要集中在以下两方面：一是通过智能分析数据、图像、音频、视频等多种医学影像资料，准确提取出病情特征，对患者的病理生理变化得出认知结论，有助于更快、更准确地预防与诊断疾病；二是利用人工智能快速阅读海量医学文献、病例数据和诊疗方案，从大量的碎片化数据中快速提取关键信息，通过推理、分析、对比、归纳、总结，开展智能辅助临床决策等问题的研究。

1. 对疾病诊断模式的影响　目前，人工智能在医学图像识别中的作用越来越突出，其超强的认知能力弥补了干预者时间和经验上的不足。基于机器学习的传统医学影像研究围绕干预者指定的图像特征进行工作，这使得模型只能围绕着指定特征的半定量信息进行判断，导致模型的泛化能力弱，很难对病情

的发展程度进行分类。基于大数据智能技术进行的人工智能辅助诊疗是以医学信息的标准化表征和结构化整合为基础，解决医疗信息数据碎片化的问题，通过大数据分析和深度学习，对人类容易忽略或难以分辨的影像学图形特征进行准确提取和有效分析，从而完成对病灶区域识别、疾病分类和发展程度的预判。通过对海量数字化信息进行深度挖掘，萃取、提炼，量化疾病的个体化特征并进行解析，人工智能实现了从数据到知识、从知识到智能的飞跃，与干预者的专业知识优势互补，从而实现更加客观、精准和高效的临床诊断与评估。

医学影像作为一种能够准确、直观反映病情表观状态的重要诊断依据，结合深度学习技术在提取图像特征方面的突破性进展，成为人工智能与辅助诊断结合最紧密的领域之一。在基于脑部 MRI 的阿尔茨海默病分类，基于眼底照片的糖尿病性视网膜病变检测，基于数字病理切片的乳腺癌淋巴结转移检测，基于皮肤照片的皮肤癌诊断及基于肿瘤病理学特征的预后预测等方面，人工智能诊断和分析的准确率已达到或超过专业医生的水准。2016 年美国加州大学的 Gulshan 团队在 *JAMA* 杂志上首次报道了利用人工智能从 10 万余幅视网膜眼底照片中诊断糖尿病视网膜病变，与有专业的眼科医生相比较，在敏感性及特异性上均有明显的提升。2018 年谷歌 DeepMind 系统不仅专注于单一的疾病，而且能够根据其对成像数据的分析来识别 50 种不同的眼部疾病，还可以分析三维扫描成像，相比较只能识别二维图像的人工智能系统可以处理更多的数据信息。Cardio DL

系统是 FDA 批准的第一个基于深度学习的人工智能诊断分析系统，该系统基于卷积神经网络算法对 1000 例以上的磁共振图像进行深度学习，并总结出了 1000 万条相关联的模式，可以更准确地识别心脏病变。Cardio DL 能将诊断速度从专业医生的 30 分钟缩短到 15 秒。ContaCT 系统是 FDA 批准的第一个针对卒中的人工智能诊断决策系统。ContaCT 通过对卒中患者的脑部 CT 图像进行学习，总结出与卒中关系最密切的图像模式。在临床试验中，ContaCT 识别大血管阻塞的敏感度和特征度高达 90%，从 CT 图像生成到医生获得提醒的时间少于 6 分钟，为患者的成功救治赢得了时间。Cognoa 是第一款针对儿童自闭症的人工智能诊断决策支持系统，通过分析家长提供的儿童自然行为的信息和视频，Cognoa 系统可以通过人工智能机器学习来评估该儿童心理和行为健康状况，提高儿童自闭症诊断和治疗的及时性。

2. 对肿瘤病理诊断的影响　病理诊断是临床治疗的金标准，然而传统病理诊断不易定量，对病理科医生的经验的依赖性大，在诊断时主观性因素影响较大，病理诊断的规范化和均一化程度已不能满足临床发展需求。目前，人工智能病理在肿瘤细胞学初筛、良恶性鉴别、形态定量分析、组织学分类等方面已经取得了新的突破，甚至可以实现癌症、癌前病变甚至潜伏期肿瘤在影像学及血液数据上的早期诊断，为早期治疗创造了条件。美国斯坦福大学 Esteva 团队使用包含 2032 种不同皮肤病的 129 450 张临床图像数据，基于谷歌 TensorFlow 利用 Inception V3 模型进行迁移学习，对皮肤癌、黑素瘤的诊断准确率均可达到90%以上。该研究成果已经可以通过智能手机进行应用，能有效检测是否患有皮肤癌，大大节省了医疗检测成本。2018年来自全球100多个实验室的近150位科学家联合在*Nature*发表的研究利用人工智能系统分析了近3000份肿瘤样本的甲基化数据，总结出82个中枢神经系统甲基化特征，随后对1104份样本进行传统病理分析和人工智能系统分析比较，结果显示有60.4%的样本两者诊断完全一致，15.5%的样本两者诊断基本一致。该研究表明人工智能能够提高病理的定性和定量判断水平，提高病理诊断准确度。

除了对病理图像数据的特征提取进行病理诊断外，人工智能还能够构建多模态数据采集分析与结构化知识推理相结合的智能预测模型，对疾病的发展及患者预后进行个体化的预测。2016年*Nature Communication*报道了一项人工智能预测肿瘤患者预后的研究。该研究纳入了癌症和肿瘤基因图谱（TCGA）数据库中的2186例肺腺癌和肺鳞状细胞癌组织切片的数字图像和294例组织芯片数据库的图像，首先从病理图像中抽取了9879个定量特征，随后通过机器学习算法筛选出排名靠前的特征，这些特征能很好地预测肺腺癌和肺鳞状细胞癌患者的生存时间。

在分子病理方面，传统的基因检测方式已经不能满足多个基因检测的需求，而高通量测序等新技术的出现为肿瘤的精确治疗提供了新的机遇。通过高通量测序的基因检测可以评估不同基因突变肿瘤的预后，判断化疗及靶向药物治疗的敏感性，在乳腺癌、肺癌及结肠癌等肿瘤的精准治疗方面已经显现出人工智能的优越性。因此，应用人工智能技术对海量基因组学信息进行分析已成为肿瘤治疗发展不可或缺的要素。

3. 对临床决策模式的影响　在传统的临床决策中，干预者的决策水平主要依赖于个人经验的积累及纵向与横向的学习能力。对纷繁复杂、变化多端的病情要做出正确且快速的临床判断和决策，干预者需要大量的文献阅读、紧跟学科前沿、长期不懈的训练和临床经验的积累。通过学习海量的医学数据和专业知识，模拟干预者的思维和诊疗方式，综合自然语言处理、认知技术、机器学习等技术，人工智能有望具备干预者的决策能力，短时间内提供高效、精准的诊断结果和个性化的治疗方案。但我们需要看到，截至目前的研究均是仅仅比较了智能决策与干预者决策符合率，并没有进一步探究智能决策与干预者决策的孰优孰劣，以及智能决策如何与传统临床实践相结合，以便给更多的患者带来临床获益。因此科学家们除了从计算机程序和机械网络原理角度探讨提升人工智能决策与干预者决策符合率的同时，需要进一步从医学人文和治疗角度探索人工智能决策系统对不同级别医院和干预者的影响以及对患者临床获益可能带来的影响，将干预者因素纳入到考量范围内，以便更好地将人工智能应用到临床决策中。

4. 远程、智能化机器人手术系统　人工智能手术机器人主要包括机器人技术、可视化技术、仪器仪表、数据分析四大技术。美国 Intuitive Surgical 公司开发的 Da Vinci 手术机器人辅助系统是目前最具代表性、应用最广泛的手术机器人系统，给微创外科带来巨大的技术变革。三维高清影像系统可赋予术野真实的深度感，便于术中找准解剖层次、分辨细微结构，操作手臂灵活稳定便于实施分离、缝合、打结等精细操作，能显著提高手术的准确性和安全性。Da Vinci 手术机器人的技术优势克服了传统腹腔镜技术的局限性，能够最大程度地发挥微创手术优势，目前已广泛应用于泌尿科、心血管外科、妇产科及腹部外科等领域。我国手术机器人的研发仍处于起步阶段，天津大学和威高联合研发的我国第一台可实现模块化组装的微创手术机器人系统“妙手 S”已完成了前期的临床试验，并于 2017 年 3 月进入注册检验阶段。

目前的手术机器人的作用大多局限于为干预者提供手术操作的辅助，还需要进一步体现出人工智能对手术的巨大推动。应用人工智能有望在术前将不同影像学成像系统采集的图像运用虚拟现实技术进行手术模拟，在手术过程中运用增强现实技术将重建的病变、功能区等虚拟现实信息渲染到术中的视觉影像中，实现术中实时显示，从而提高手术的精准性。例如脊柱手术辅助机器人 Mazor X 通过引入术前分析、术中指导和实时三维验证技术，将脊柱植入手术的精准度提高到 98.3%。2016 年 STAR 手术机器人通过荧光标记手术位置，在无人工协助下完成了猪小肠端 - 端缝合的动物实验，成为全球首台全自动手术机器人。2018 年 6 月我国具备自主知识产权的骨科手术机器人“天玑”也完成了首例骨科手术，通过术前对患者进行三维空间的精准定位，术中再将虚拟手术计划落实到具体患者，手术路径精确无误，减少了对干预者经验的依赖、提高了手术的精准程度、降低了高难度手术的风险。

未来人工智能手术机器人还将实现自主学习功能，通过对大量手术视频的深度学习，将不同的手术视频信息转换成多模态数据，根据三维视觉信息对病变区点云图像进行三维重建，采用卷积神经网络对大量三维点云图像进行反复训练，使机器人可以通过图像特征匹配和多传感器数据融合技术自动对患者进行手术，也许将来干预者需要做的就是对手术流程和安全性的把控，进一步降低了对干预者经验和技能的依赖，促进医疗资源配置不均匀的改善。

四、展望

目前的人工智能还处于弱人工智能时代，更多地应用在图像识别辅助诊断此类不需要进行人机沟通的领域。利用人工智能参与诊断和治疗的过程，将人的智能与人工智能相结合，实现人工智能的专家赋能，有望让人工智能从干预手段转变为具有决策力和执行力的干预者，构建起一个人机协同的新型临床干预体系。应当鼓励临床干预者成为人工智能医疗的参与者、实践者、创新者，利用人类的智能认知赋能人工智能系统知识体系，反过来人工智能也能够提高干预者对医学领域的认知水平，改善医疗行为的不确定性，提高患者的预后。人工智能技术还应当能够根据中国人群疾病特点，结合临床指南和循证医学证据，发展出一套适合我国患者的标准治疗和决策系统，针对我国患者制订权威的个体化诊疗方案，改善各级医疗机构诊疗水平不均衡的差异。未来的人工智能将给医疗领域带来深刻的变革，改变医疗技术手段甚至诊疗模式，成为未来医学创新和发展的强大动力。

参考文献

[1] 严律南 . 人工智能在医学领域应用的现状与展望 . 中国普外基础与临床杂志， 2018， 25（5）： 513-514.
[2] 江泽飞，许凤锐 . 肿瘤医生眼中的人工智能 . 精准医学杂志， 2018， 33（1）： 9-13.
[3] 王海星，田雪晴，游茂，等 . 人工智能在医疗领域应用现状、问题及建议 . 卫生软科学， 2018， 32（5）： 3-7.
[4] 于观贞，刘西洋，张彦春，等 . 人工智能在临床医学中的应用与思考 . 第二军医大学学报， 2018， 39（4）： 358-364.
[5] 刘荣 . 走进智能医学新时代 . 中华腔镜外科杂志（电子版）， 2018， 11（2）： 65-68.
[6] 刘荣 . 智能外科的机遇与挑战 . 中华腔镜外科杂志（电子版）， 2017， 10（6）： 327-330.
[7] 王斐，刘荣 . 智能外科：外科实践模式的变革趋势 . 第二军医大学学报， 2018， 39（8）： 830-834.
[8] 刘荣 . 智能医学时代医生的转型 . 腹腔镜外科杂志，2018，23（1）：1-3.
[9] Bouzy Bruno， Cazenave Tristan. Computer Go： An AI oriented survey. Artificial Intelligence， 2001， 132（1）： 39-103
[10] Mezger U， Jendrewski C， Bartels MJLsaos. Navigation in surgery， 2013，398（4）：501-514.

第 5 章

干预时机的选择

第一节　疾病风险与干预时机

在绪论部分我们已经介绍了有关干预时机的概念、分类及原则，本章节我们将从疾病风险的角度，通过具体的临床病例来讲述如何根据疾病风险来选择恰当的干预时机。疾病风险是预控医学的干预对象，控制疾病风险也是预控医学的首要目标，因此疾病风险的危急程度和严重程度决定了对干预时机的把握。在纷繁复杂的临床工作中，经常会遇到同时接诊多个患者的情况，干预者必须掌握准确判定疾病风险并迅速决定干预时机的能力，根据疾病的轻重缓急来实施干预，否则不仅会影响临床工作的正常进行，也会影响患者的干预效果。在本章节中，我们通过同样一种疾病发展的不同时期来讲解如何根据疾病风险来进行干预时机的把握。

案例 1

患者，男性，28岁。因体检时B超检查发现胆囊多发结石入院。查体：体温36.5℃，脉搏65次/分，呼吸16次/分，血压128/75mmHg。神志清楚，查体合作，发育正常，营养状态尚可，皮肤、巩膜无黄染。腹部平坦，肝脾肋下未触及，未扪及肿块，全腹无压痛，无反跳痛，肠鸣音正常，移动性浊音阴性。血、尿、便常规均正常。血生化示总胆红素 15 μmol/L，直接胆红素 8 μmol/L，丙氨酸转氨酶（LAT）30.5U/L，天冬氨酸转氨酶（AST）25.5U/L，血清白蛋白 40g/L，碱性磷酸酶 40U/L，γ-谷氨酰转移酶 35U/L。腹部 B 超提示胆囊结石 1 枚，大小约 0.5cm × 0.5cm。患者自诉平时无腹痛、腹胀及消化不良的症状。结合患者的症状、查体及辅助检查，诊断为胆囊多发结石。

笔者在门诊时经常会遇到这样的患者，因体检发现胆囊结石后即来医院就诊。考虑到患者较年轻，目前的胆囊结石并未给患者带来不适的症状，而且胆囊结石的体积也不会影响到胆囊的正常功能，如果此时行外科手术干预，可能会影响其接下来的生活质量，对于年轻人来说造成的干预损失和风险会远大于干预收益，所以笔者通常会建议患者清淡饮食并定期复查。

案例 2

患者，男性，45 岁。因右上腹持续性刺痛伴恶心、呕吐 3 小时入院。查体：体温 38.1℃，脉搏 88 次 / 分，呼吸 21 次 / 分，血压 138/75mmHg。神志清楚，查体合作，发育正常，强迫体位，营养状态尚可，皮肤、巩膜无黄染。腹部平坦，肝脾肋下未触及，未扪及肿块，右上腹压痛及反跳痛明显，肠鸣音正常，移动性浊音阴性。血、尿、便常规均正常。血生化示总胆红素 18 μmol/L，直接胆红素 10 μmol/L，丙氨酸转氨酶 65U/L，天冬氨酸转氨酶 50U/L，血清白蛋白 39g/L，碱性磷酸酶 55U/L，γ-谷氨酰转移酶 42U/L。腹部 B 超提示胆囊壁水肿明显，胆囊内多发结石，最大直径约 1.2cm。患者自诉进食油腻食物后出现右上腹持续性刺痛伴恶心、呕吐，疼痛向右侧肩部放射，改变体位不能缓解，此前类似的症状已多次发生。结合患者的症状、查体及辅助检查，诊断为急性结石性胆囊炎。

该患者是一例典型的胆囊结石诱发急性胆囊炎的病例，因为胆囊结石阻塞胆囊管，造成胆囊内胆汁滞留，继发细菌感染而引起了急性炎症。当面对这类有明确结石并引发反复的临床症状的患者时，干预者需要立即决定实施干预，予以抗感染对症治疗并行急诊腹腔镜胆囊切除术，因为不管是从干预者的临床决策角度还是循证医学证据角度实施急诊手术均是合理的临床决策。由于患者刚发病 3 小时，胆囊周围炎症较轻，此时实施微创手术不仅手术风险相对较低，而且通过根治性手术能够彻底解决发病的根源，避免了以后胆囊炎的反复发作、提高了患者的生活质量。当然有些患者会对手术比较抗拒，害怕行手术治疗，此时就需要干预者向患者详细交代病情的发展、各干预手段的利弊及术后可能对患者造成的影响，消除患者的顾虑，争取用微创的手段及时解决问题。

案例 3

患者，女性，42 岁。因右上腹间歇性胀痛 7 天入院。查体：体温 37.2 ℃，脉搏 75 次 / 分，呼吸 18 次 / 分，血压 130/70mmHg。神志清楚，查体合作，发育正常，正常体位，营养状态可，皮肤、巩膜无黄染。腹部平坦，肝脾肋下未触及，未扪及肿块，右上腹轻压痛，无反跳痛，肠鸣音正常，移动性浊音阴性。血、尿、便常规均正常。血生化示总胆红素 15 μmol/L，直接胆红素 8 μmol/L，丙氨酸转氨酶 38U/L，天冬氨酸转氨酶 30U/L，血清白蛋白 37g/L，碱性磷酸酶 45U/L，γ－谷氨酰转移酶 37U/L。腹部 B 超提示胆囊壁水肿明显，周围组织显示不清，胆囊内充满型结石，最大直径约 0.8cm。结合患者的症状、查体及辅助检查，诊断为急性结石性胆囊炎。

该患者与上一例患者所患疾病类似，最大的不同就在于疾病的持续时间不同，而这 7 天时间内病灶的病理生理学特性就会发生明显的变化，外科干预风险也会成倍增加，从而造成了干预时机的不同。因为当急性胆囊炎发作超过 48 小时后，胆囊及周围组织炎症、水肿严重，易与周边组织脏器发生粘连，若勉强实施手术干预容易造成术中胆管和血管损伤等严重并发症，而这些术中并发症一旦发生则很难挽回，会进一步导致胆漏、肝功能不全甚至肝衰竭等一系列严重并发症的发生。笔者团队对该患者予以抗炎、补液等非手术治疗，待 3 个月后胆囊与周围组织炎症水肿减轻，干预风险明显降低后再实施了微创手术治疗。目前随着腹腔镜技术的发展和术者手术经验的积累，出现了在炎症水肿期也实施腹腔镜胆囊切除的趋势，笔者并不反对为了实现患者获益来拓宽治疗适应证的尝试，但前提是需要建立在对疾病充分理解、对干预充分准备、对自身能力充分锻炼的基础上，只有当干预者和干预手段能给患者带来的获益超过可能的干预风险时才不违反医疗原则，才能真正给患者带来获益。

案例 4

患者，男性，65 岁。因右上腹持续性胀痛伴恶心、呕吐 1 天入院。查体：体温 39.6℃，脉搏 96 次 / 分，呼吸 22 次 / 分，血压 150/95mmHg。神志淡漠，查体不合作，强迫体位，营养状态可，皮肤、巩膜稍黄染。腹部膨隆，肝脾肋下未触及，未扪及肿块，右上腹压痛及反跳痛明显，肠鸣音活跃，移动性浊音阴性。血常规示白细胞计数 21.2×10^9/L，中性粒细胞 0.95，血生化示总胆红素 65 μmol/L，直接胆红素 50 μmol/L，丙氨酸转氨酶 365U/L，天冬氨酸转氨酶 350U/L，血清白蛋白 32/L，碱性磷酸酶 155U/L，γ-谷氨酰转移酶 242U/L。腹部 CT 提示胆囊壁水肿明显，胆囊内多发结石，最大约 0.5cm。胆总管扩张，水肿明显，内有多发结石。患者自诉既往多次胆囊炎发展病史，此次进食油腻食物后出现右上腹持续性胀痛伴恶心、呕吐及高热、寒战，疼痛向右侧肩部放射，在外院非手术治疗 1

天后病情进一步加重。结合患者的症状、查体及辅助检查，诊断为：①急性梗阻性化脓性胆管炎；②急性结石性胆囊炎。

该患者是一例典型的胆囊结石诱发急性梗阻性化脓性胆管炎的病例，因为原本的胆囊结石未行彻底的治疗导致结石排入胆总管后形成嵌顿，从而造成胆管内压力过高，胆汁内细菌逆行入血，这种疾病更为凶险，能够导致感染性休克、全身炎症反应综合征、诱发多器官功能衰竭，甚至患者死亡。该类疾病起病急骤，发展迅速，一旦延误了干预时机可能会造成极其严重的后果，因此干预者需要极度重视，在权衡利弊后做出迅速的临床决策，抓住转瞬即逝的干预时机实施治疗干预。该患者由于在外院非手术治疗 1 天后病情进一步加重，根据疾病的发生发展规律及大量的临床经验，如果继续非手术治疗可能会出现病情急转直下导致多种严重并发症的风险；因此笔者团队给患者实施了急诊胆管切开取石、胆囊切除、T 管引流术，通过手术治疗迅速减轻了患者症状，避免了高危风险的发生。只有面对这类紧急危重病患时才能体现干预者对干预时机的把握能力，干预者需要在平时注意积累动态化识别此类疾病风险的经验，并提高紧急情况下实施临床干预的能力，最重要的是还需要时刻保持警惕，警钟长鸣，才能在风险出现时准确地把握干预时机做到精确干预。

参考文献

[1] 施凉潘，黄顺涵，郑志华，等. 急性重症胆囊炎手术时机选择分析.

中国普通外科杂志， 2018， 27（2）： 225-230.
[2] 张宗明， 魏文平， 刘卓， 等. 老年急性结石性胆囊炎腹腔镜手术时机的探讨 . 中华普外科手术学杂志（电子版）， 2016， 10（5）： 406-409.
[3] 黄志强 . 努力提高对重症急性胆管炎的治疗效果 . 实用外科杂志， 1986， 6： 12.
[4] 付建柱， 张立军， 于则利 . 急性重症胆管炎手术时机与预后的关系 . 首都医科大学学报， 2007， 28（1）： 14-16.

第二节　干预者与干预时机

干预者是整个医疗过程的主体，既是干预手段的实施者，也是干预时机的决定者，在整个预控医学体系中起着主导作用。干预者是如何通过自身的因素对干预时机产生影响的呢？不同的干预者面对同样的疾病风险所选择的干预时机是一样的吗？同一个干预者在不同的状态、不同的情景下最佳的干预时机也是相同的吗？本章节将通过两个例子来具体阐述干预者是如何对干预时机产生影响的。

案例 1

患者，女性，68 岁。因腹胀、腹痛伴发热 12 小时入院。查体：体温 39 ℃，脉搏 98 次 / 分，呼吸 20 次 / 分，血压

145/95mmHg。神志清楚，查体合作，发育正常，营养状态尚可，正常体位。皮肤、巩膜无黄染。腹部平坦，肝脾肋下未触及，未扪及肿块，脐周轻压痛，反跳痛不明显，肠鸣音亢进，移动性浊音阴性。血常规示白细胞计数 20.1×10^9/L，中性粒细胞 0.92，血生化及凝血功能均正常。立位腹部 X 线平片可见气－液平面，腹部 CT 可见局部小肠肠管扩张。患者自诉 20 年前曾行阑尾切除术，腹部呈持续性胀痛，无放射痛，伴发热、恶心，无呕吐，无排便、排气，小便正常。结合患者的症状、查体及辅助检查，诊断为：①粘连性肠梗阻；②阑尾切除术后。当患者就诊于急诊时值班医生通过与患者的交谈、体格检查发现患者一般情况良好，行动自如，无被动体位，考虑患者粘连性肠梗阻病情较轻无须外科干预，于是建议患者留院观察，并予以禁食、胃肠减压、抗炎、补液等对症支持治疗。1 小时后，当上级医生查房时，发现患者腹部症状和体征均不明显，但发热症状明显且白细胞和中性粒细胞持续在较高水平，于是立即决定行急诊剖腹探查，术中发现患者已经出现腹内疝、小肠肠管嵌顿并出现绞窄性坏死，行部分肠管切除和粘连松解后患者恢复良好。在本例病例中不同的干预者面对同一个患者、同样的疾病时所做出的临床决策及手术干预时机则大相径庭，最终上级医生提前预判出了患者绞窄性肠梗阻的风险，及时决策、立即干预，避免了肠坏死、穿孔等严重并发症的发生，将患者从死亡线上拉了回来。

肠梗阻是一种常见的急腹症，对于大多数干预者来说肠梗阻的诊断并不困难，治疗原则也并不难掌握，但是在临床实践中最棘手的就是对手术时机的把握，特别是在非手术治疗过程中，什么情况下该手术，什么情况下可以继续非手术治疗，如何在发生肠坏死之前早诊断、早治疗，是肠梗阻治疗的难点与重点。对于因既往手术引起的粘连性肠梗阻来说如果贸然行手术治疗，手术本身也会引起粘连，反复手术后所致的粘连也增加了再次发生梗阻的机会。但是如果心存侥幸，不愿承担手术的风险，延误了手术时机则可能会引起肠坏死、穿孔，严重时会导致感染性休克及多器官功能衰竭而死亡的情况，因而对肠梗阻这种常见病一定不能麻痹大意，需要仔细斟酌、权衡干预时机。就本例患者来说，年轻的值班医生根据教科书上绞窄性肠梗阻的典型特征来判断疾病的发展程度并予以相应的对症治疗，从诊断依据和治疗方案上来说并不违反医疗原则，但是在临床上并不是所有的绞窄性肠梗阻患者均能充分表现出上述典型的症状体征，患者的年龄、体质、对疾病的耐受程度均会表现出不同的临床症状，对于具体的干预时机判断需要大量临床实践的积累。上级医生则具有丰富的临床经验，在绞窄性肠梗阻的诊治方面具有自己独特的临床思维，仅凭老年患者、较重的全身性炎症反应、不明显的症状和体征就判断出需要立即实施外科干预，避免了更严重的并发症的发生，保护了患者的生命安全，也减轻了患者整体的经济负担。对于同样的病例，不同的干预者对于干预时机的把握是不同的，这其中体现了不同干预者对于疾病发生、发展的病理生理学原理的理解，体现了不同干预者对患者症状、体征、辅助检查等细节观察的经验，更体现了不同干预者运用临床思维和干预手段控制疾病风险和干预风险的能力。干预时机的不同对于干预风险的影响是巨大的，特别在风险高、变化快的危重症疾病中，风平浪静的表面下往往是暗流涌动，在干预时机上哪怕几分钟的延误都可能带来完全不同的干预结局和患者预后，因此在干预时机的把握上需要对干预者提出更高的要求，需要与时俱进地寻求最佳的干预时机。

接下来我们将通过描述一个在临床中具有一定普遍性的案例来讲述干预者自身因素对干预时机的影响。

案例 2

心脏外科的王主任性格沉稳、手术经验和技巧精湛，特别擅长精细的血管缝合。某天上午需要完成一台风险巨大、难度极高的冠状动脉旁路移植手术，然而就在手术前一天晚上王主任的父亲突发脑出血进重症监护室抢救，为了保证手术的顺利完成，尽管王主任一夜未眠，仍然顶着巨大的生理和心理压力上了手术台。这台不停跳的心脏旁路移植术需要迅速完成精细的血管吻合，是对术者心理、技术的巨大考验，然而王主任已被前一晚的身心煎熬所过度消耗，术中的观察力、应变力和操作能力均已明显下降，难以做到注意力的集中。有惊无险，最终王主任凭着长期的经验、扎实的基本功和顽强的意志力才顺利完成了手术。

本案例中王主任出现的情况在临床中并非个例，甚至在社会上会有报道对这种舍小家为患者的精神广为传颂，然而对于患者和干预者来说类似的坚持带病工作就是一个正确的干预时机吗？一旦因为干预者自身的心理和身体问题所造成的人为干预风险对患者的生命安全造成威胁时，这种精神还值得赞扬吗？从预控外科的角度来说干预者处于干预的主导地位，干预者的干预能力和对干预时机的把握能力对于疾病风险的控制至关重要。然而干预者人的属性不应受到忽视，不能只关注其临床决策和干预能力优化的一面，也需要关注其自身状态对干预质量的影响。人会受到外界和内在因素的干扰，其情绪、心理和生理状态会直接影响到疾病风险的控制和干预手段的实施。如果在干预者自身状态不佳时勉强实施干预不仅会影响治疗的效果，甚至威胁到患者的生命安全。因此当干预者受到如本例中王主任的困扰时，可以向患者及其家属做好解释工作，更改手术时间或者更换同等能力的术者，而不是勉强行手术治疗，这样才能最大限度地控制干预风险，才能真正实现患者获益，才是真正对患者负责。

参考文献

[1] 黎介寿 . 改善粘连性小肠梗阻手术的质量 . 中国实用外科杂志， 2000，20（8）：450-452.
[2] 伍晓汀， 周勇 . 肠梗阻的手术治疗时机 . 中国实用外科杂志， 2008，

28（9）： 695-696.
[3] 李宁 . 重视腹部手术后肠梗阻的非手术治疗 . 中国实用外科杂志，2008，28（9）： 689-691.
[4] Schwenter F，Dominguez S，Meier R，et al. Acute small bowel obstruction： conservative or surgical treatment? . Rev Med Suisse，2011，7（300）： 1341-1344， 1346-1347.

第三节　干预手段与干预时机

干预手段是预控外科的具体实施方法，是干预者与患者之间的作用媒介，干预手段的优化是提高患者预后的重要措施。随着干预手段的不断更新与发展，一方面能够扩大干预时机的“窗口期”，为患者赢得更多的治疗机会，但另一方面先进的干预手段也是一把双刃剑，如果不能被干预者充分掌握，就有可能导致原本合理的干预时机变得不合时宜，因此根据干预者、干预手段的契合情况来选择更加合理的干预时机就显得尤为重要。

案例 1

患者，男性，52 岁。 因反复咳嗽 8 年，进行性呼吸困难 3 年加重 1 个月入院。查体：体温 36.8℃，脉搏 90 次 / 分，呼吸 22 次 / 分，血压 140/95mmHg。卧床，呼吸困难明显，体力活动严重受限，营养状态较差。口唇轻度发绀，颈静脉怒张，呼吸音低音，双下肺闻及湿啰音，可闻及 Velcro 啰音。双鼻导管吸氧下动脉血氧饱和度 78% 左右。肺 CT 示右肺间质纤维化改变，左肺间质纤维化早期改变，双肺下部感染。血气分析提示血氧分压 52mmHg。心脏彩超示右心大，肺动脉直径 28mm，肺动脉高压（80/35mmHg），左心室舒张功能减退。结合患者的症状、查体及辅助检查，诊断为：①呼吸衰竭；②右肺特发性肺间质纤维化；③双下肺感染。经呼吸科及胸外科专家会诊讨论后认为目前药物和呼吸机治疗均已无法纠正特发性肺间质纤维化所引起的呼吸衰竭，急需行肺移植治疗。在等待肺移植期间，予以经股动脉－股静脉置管，行体外膜肺氧合（ECMO）转流。经 ECMO 转流 226 小时后，患者接受了肺移植手术，术中继续 ECMO 维持 7 小时后成功行右肺移植手术。术后患者抗感染、抗排斥及糖皮质激素等对症治疗后顺利脱离呼吸机并恢复良好出院。

本案例是通过干预手段的进步和优化使患者获得治疗机会并重获新生的典型病例。这名特发性肺间质纤维化患者，在长期的发病过程中已经出现了用呼吸机也难以纠正的呼吸衰竭，此时肺移植是唯一能挽救患者的治疗方式。然而由于供体短缺严重，很多患者在等待肺移植的过程中可能因肺感染、肺动脉高压、右心衰竭等情况而死亡，干预时机的“窗口期”非常短，大部分患者根本无法获得肺移植的手术机会。随着医学科技的进步带来了干预手段的更新换代，ECMO 作为一种新的体外循环技术，将体内血液经过人工心肺旁路即膜肺将血液氧合后再回输到患者体内起到心肺功能替代，维持人体脏器组织供血的作用。ECMO 作为一种有效的心肺支持手段，可以维持患者术前的心肺功能，改善组织氧供，延长了终末期肺病患者等待肺移植的时间，使其能够抓住肺移植的手术机会，给患者带来了生存的希望。先进的干预手段可以改变当前的治疗模式，延长干预时机的“窗口期”，为原本需要立即干预的患者赢得了等待的时间和获得治疗的机会。因此最佳的干预时机是相对的而不是绝对的，干预者需要紧跟医学发展的前沿，充分发挥干预手段优化的优势，让能够实施干预的时机不断延长，为患者争取更宽裕、更充分、更灵活的干预时间，使得更多的患者能够享受到干预手段变革所带来的诊疗优势和预后获益。

接下来我们将通过描述一个在临床中具有一定代表性的案例来讲述干预者对不同干预手段的掌握情况对干预时机的重要影响。

案例 2

肝脏外科的张主任是国内知名的专家，手术速度快、出血少，在业界和广大患者及其家属中有很高的声誉。某日有肝癌患者慕名而来，请张主任为自己实施腹腔镜肝癌手术，然而这件事却让张主任犯了难，因为尽管腹腔镜肝切除是目前肝脏外科的发展趋势，但是张主任自己擅长的是开腹肝切除手术，在腹腔镜肝切除方面仅有数例的经验，还没有完成肝切除手术的学习曲线，用腹腔镜的方法来完成这例难度很高的肝右后叶肿瘤切除对张主任确实是个考验。面对患者和家属的信任，张主任实在无法拒绝，为患者实施了腹腔镜肝切除手术，在手术中因为患者右后叶肿瘤暴露困难、术中右肝静脉出血难以控制，最终中转开腹为患者实施了肝右后叶肿瘤的切除。

在本案例中，干预者肝切除经验丰富、技术精湛的确是合适的干预者，而选择的干预手段也是目前对患者创伤较小的腹腔镜手术，这原本应该是一个最佳的干预组合，应能取得理想的干预结果，然而最终的干预结果却并没有如计划的那么尽如人意，究其原因正是因为干预者、干预手段的配合出现了问题，从而导致原本恰当的干预时机显得并不合适。最佳的干预者并不擅长最佳的干预手段这个问题是各学者之前从未考虑到的，特别是循证医学更着重强调了最佳干预手段和干预时机的选择，但对干预者因素的影响并未充分考虑。对于张主任来说此时如果选择开腹手术无疑是最佳的干预时机，但是腹腔镜手术还处于学习期，完成肝右后叶肿瘤切除这种高难度手术还比较困难，此时将干预者和干预手段两者勉强结合明显不是最佳的干预时机，如果在张主任经过了学习曲线后再来实施该类型的手术也许有可能使患者获得和开腹手术类似或更好的治疗效果。因此在预控外科中，干预者、干预手段和干预时机并不是都按每项最佳的选择来机械组合就能获得最佳的预后效果，而是应该根据干预者和干预手段之间配合、掌握的熟练程度，根据干预者驾驭干预手段的能力来有机地选择最合理的干预时机和最优化的配置组合。

参考文献

[1] 孙丽娜，王宁夫 . 体外膜肺氧合的临床应用进展 . 心血管病学进展，2013，34（3）：416-419.
[2] 毛文君，陈静瑜 . 体外膜肺氧合在肺移植前支持过渡中的应用 . 器官移植，2011，2（4）：209-216.
[3] 王凯 . 体外膜肺氧合在肺移植围术期的应用进展 . 实用器官移植电子杂志，2016，4（3）：190-192.
[4] Hoopes CW，Kukreja J，Golden J，et al. Extracorporeal membrane oxygenation as a bridge to pulmonary transplantation. J Thorac Cardiovasc Surg，2013，145（3）：862-867.
[5] Lafarge M，Mordant P，Thabut G，et al. Experience of extracorporeal membrane oxygenation as a bridge to lung transplantation in France. J Heart Lung Transplant，2013，32（9）：905-913.

第 6 章

预后控制外科的核心策略

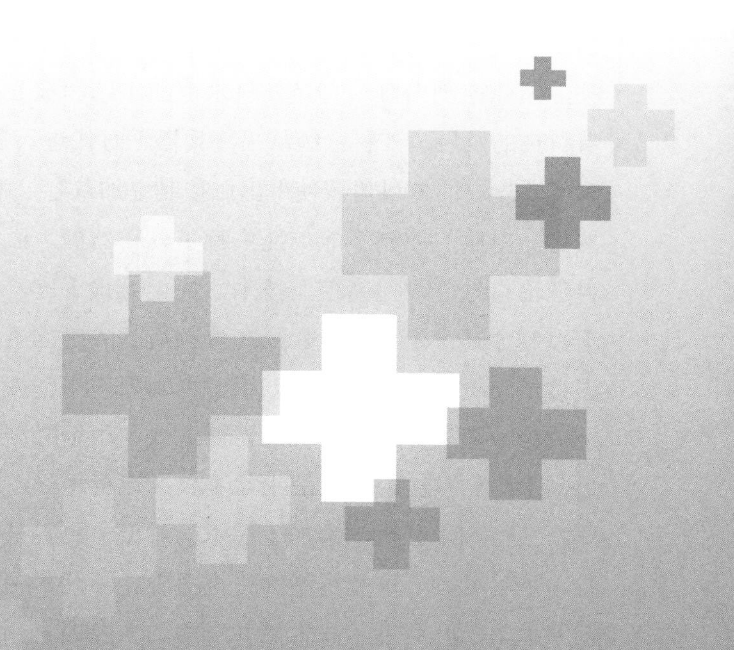

第一节　控血技术

由于组织和脏器周围有着纵横交错的血管分布，只要是外科手术就会面临出血的问题，无论是简单的体表肿块切除，还是复杂的胰十二指肠手术，如果没能控制好出血，不仅会污染手术视野、影响术者的手术操作，严重的还会影响患者的术后恢复。对于肿瘤患者来说，术中输血甚至与肿瘤的复发显著相关，因此控制出血一直是外科永恒的主题和核心技术环节。随着科技的发展，外科已经从“冷兵器”时代进入了“能量外科”时代，先进的外科器械使得出血控制更加从容，术区更加清晰。然而，出血的控制不能单纯依赖于外科器械，而需要在预控外科理论指导下，提高控血技术，优化干预手段，实施有效的血流控制才是决定手术成败及患者预后的关键因素。随着微创外科技术和设备的发展，微创手术以其损伤小、恢复快的特点已经成为一些外科专业领域的常规术式。由于微创镜头的放大效果，术中一旦出现较大的出血不仅会污染术区，使正常的解剖层次变得难以分辨，增加了手术的难度，更容易打击术者的信心，是对术者心理和情绪的极大考验，因此术中出血是导致微创手术中转开腹手术和术后并发症的主要因素，微创手术更强调对术中出血的控制。

由于肝有两套入肝血流系统和一套出肝血流系统，容易造成术中出血难以控制，肝脏曾一度被认为是手术禁区。随着对肝血管解剖的认识和控血技术的不断发展，肝血流阻断从最初的全肝血流阻断的Pringle法，发展到半肝血流阻断、出肝血流阻断、肝下下腔静脉阻断等方法。然而在微创手术条件下，局限的操作空间、由下而上的管状视野、触觉信息的减弱和操作的杠杆效应使得术中的出血控制变得非常困难，微创肝切除的进展变得举步维艰。笔者在大量开腹和微创肝脏手术的实践中，根据肝血管分布规律及微创手术的特点，提出了预先显露和控制拟切除区域血管的肝血流预控理论，用“以防止出血为主”来代替“以术中止血为主”的传统理念。

肝血流预控理论主张灵活运用开腹的血管阻断技术，实现对拟切除肝区域血流的预先控制。其步骤主要为：①结合术前影像资料，判断病灶部位、肝拟切除区域及周围血管分布情况，预先制订合理的控血方案。②在处理入肝血流时，根据拟切除肝组织的范围预先游离出供血的肝蒂予以阻断，既可以提前控制切肝过程中肝脏切面的出血，还可以防止肿瘤的医源性播散。③由于肝动脉及门静脉的解剖变异并不少见，为了避免因解剖变异而引起的血管和胆管的损伤，笔者建议行鞘内解剖。但鞘内解剖的方法对术者手术经验和技巧要求更高，如果对肝门部的解剖不熟悉，反而会造成肝门区管道的损伤。因此在肝硬化或肿瘤压迫而导致的肝门解剖困难的情况下可以改行鞘外解剖或用直线切割闭合器“集束式”离断。④对于区域肝蒂阻断后缺血线与Couinaud分段不符的现象，笔者提出了更加符合肝血流解剖学特点的流域学说理论，该理论认为目标肝段由周围肝蒂共同供血，并存在此消彼长的联系。据此，在切肝过程中笔者建议行辅助性第一肝门阻断，通过阻断邻近肝蒂及交通支对目标肝段的供血，从而有效控制术中出血。⑤对于肝静脉的阻断，术者必须根据手术需要及自身经验有选择地进行，不必勉强行肝外分离，可以在切肝过程中显露出肝静脉根部后连同少许的肝实质一并离断，这样可以降低肝静脉撕裂所引起的出血和气体栓塞风险。

有效的血流控制能够实现拟切除肝段的无血状态，同时维持剩余肝脏正常的血流供应，避免了原先为缩短肝门阻断时间而加快肝脏离断速度，使切肝的过程变得更加从容，能够实施精细解剖，有效减少手术对患者的创伤，降低术后并发症发生率，也有利于微创肝切除手术的推广和应用。

案例

患者，男性，55岁。因右上腹间歇性胀痛1个月余入院。查体：体温36.9℃，脉搏68次/分，呼吸18次/分，血压135/80mmHg。神志清楚，查体合作，发育正常，营养状态尚可，皮肤、巩膜无黄染。腹部稍膨隆，肝脾肋下未触及，未扪及肿块，右上腹部轻压痛，无反跳痛，肠鸣音正常，移动性浊音阴性。血、尿、便常规均正常。血生化示总胆红素25μmol/L，直接胆红素15μmol/L，丙氨酸转氨酶38.5U/L，天冬氨酸转氨酶35.6U/L，血清白蛋白38g/L，碱性磷酸酶45U/L，γ-谷氨酰转移酶35U/L，乙型炎肝表面抗原、乙型肝炎e抗原、乙型肝炎核心抗体均为阳性，肿瘤标志物AFP 780μg/L。腹部增强MRI提示右肝可见一肿块，约8cm×10cm，考虑右肝恶性肿瘤。患者自诉既往乙型肝炎病史10年，未行正规抗病毒治疗。结合患者症状、查体、既往乙型肝炎病史、AFP及影像学检查，临床拟诊为：①右肝肝细胞癌；②乙型病毒性肝炎。通过对患者一般状况及全身脏器功能的评估，该患者心肺功能正常，EOCG评分为0分，正常活动未受疾病的影响。通过对影像学资料的分析，该患者肿瘤主要位于右半肝，未发现可疑的肝外转移灶，肝功能为ChildA级，能够耐受手术治疗。向患者及其家属详细交代开腹手术和腹腔镜手术的利弊，最终选择行腹腔镜右半肝切除术。

在术前，笔者通过三维影像重建，更清楚地观察到肝血管分支及走行情况、了解肿瘤与血管的毗邻关系，并能通过虚拟肝切除计算剩余肝体积，提前规划出高效、精确的手术切除平面。手术过程中，笔者先通过鞘内解剖的方式游离出右肝肝蒂，将右肝动脉、右肝门静脉分别予以结扎离断，提前控制主要供血肝蒂的出血。在切肝过程中实施辅助性第一肝门阻断，阻断邻近肝蒂及交通支对肝的供血，更有效地控制切面出血。笔者沿切面游离所遇的肝静脉 4、5 段分支，并在分支的汇入点确定肝静脉主干，接着循肝静脉主干走行的平面离切肝实质，在腹腔镜镜头的放大效果下更容易观察和判断肝静脉的分支及走行，最后显露出右肝静脉根部后连同少许的肝实质一并离断。综合运用肝血流阻断技术和超声刀、百克钳为代表的能量器械，可以完好地暴露肝动脉、门静脉、肝静脉及胆管的分支，较小的出血可通过能量器械凝闭，较大的出血可分别予以结扎或夹闭，真正做到确切止血和精细操作。

随着机器人手术系统的逐渐应用，其高清的三维镜头、灵活稳定的操作手臂及对助手配合要求的降低，使得手术的学习曲线明显缩短，甚至没有腹腔镜手术经验的术者也能掌握右半肝切除的技巧，因此干预者需要与时俱进，不断学习和掌握新型的干预手段，更新干预理念从而实现患者预后的不断优化。

参考文献

[1] 刘荣，刘渠 . 术中风险预控与肝胆胰微创外科 . 中华腔镜外科杂志（电子版），2017，10（2）：65-67.

[2] 刘荣 . 腹腔镜肝切除手术入路合理选择及评价 . 中华腔镜外科杂志（电子版），2018，11（3）：129-131.

[3] 刘荣，赵国栋 . 肝脏解剖：从尸体静态解剖学下的树干理论到临床潜能形态学下的流域学说 . 中华腔镜外科杂志（电子版），2018，11（5）：257-260.

[4] 刘荣， 胡明根 . 腹腔镜下右半肝切除的技术要点 . 中国实用外科杂志，2010，30（8）：654-656.

[5] 刘荣 . 腹腔镜下规则性肝切除 . 外科理论与实践， 2004，9（6）：450-452.

[6] 刘荣 . 中国大陆地区完全腹腔镜肝脏切除术发展及现状：多中心 14 年经验 . 中华腔镜外科杂志（电子版）， 2009，2（1）：5-13.

[7] 刘荣， 王悦华， 周宁新， 等 . 完全腹腔镜解剖性左半肝切除 3 例报告 . 中国实用外科杂志， 2003，23（9）：556-557.

[8] 王悦华， 刘荣， 周宁新， 等 . 完全腹腔镜规则性肝切除的解剖基础与技术问题 . 中华普通外科杂志， 2003，18（7）：403-405.

[9] 刘荣， 王悦华， 周宁新， 等 . 腹腔镜左半肝切除术 1 例报告 . 中国实用外科杂志， 2002，22（10）：635.

[10] 刘荣， 胡明根， 王刚 . 完全腹腔镜肝右三叶切除一例 . 中华医学杂志，2005，85（25）：1783.

[11] 刘荣，赵国栋 . 肝左外叶切除“金标准”术式：腹腔镜肝左外叶切除术 . 中华腔镜外科杂志（电子版）， 2010，3（6）：474-478.

[12] 赵国栋 , 胡明根 , 刘荣 . 模式化腹腔镜肝左外叶切除术 : 附 71 例临床应用报道 . 南方医科大学学报 , 2011, 3（4）： 737-740.

[13] 王刚， 刘荣 . 腹腔镜和开腹肝切除的临床对比研究 . 中国实用外科杂志， 2005，25（10）：617-620.

[14] Wang X， Hu M， Zhao Z， et al. An Improved Surgical Technique for Pure Laparoscopic Left Hemihepatectomy： Ten Years Experience in a Tertiary Center. J Laparoendosc Adv Surg Tech A， 2016，26（11）：862-869.

第二节 入路选择

在手术开始的时候，外科医生首先面对的就是这个手术应该从哪里开始做起，这就涉及手术入路的问题。手术入路不单纯是指实施操作的路径选择，而是包含了通道、路径、目标显露在内的一系列手术策略规划。正确的手术入路不仅能够暴露出更好的手术视野，减轻医源性损伤和并发症，使手术事半功倍，还能够简化手术操作，缩短了手术的学习曲线，便于手术的实施与推广。

在手术入路的选择中比较有代表性的是胰腺手术的入路选择，因为胰腺位于腹腔脏器的后方，位置深在，毗邻脏器和血管众多，进行胰腺手术时，通常需要将胰腺周围的组织结构进行大范围的解剖及游离，常在此过程中伴随着不同程度的副损伤。因此胰腺手术不仅手术难度大，而且术后严重并发症发生率也高于其他手术。针对胰腺病灶不同的位置及结合微创手术的特点，笔者团队建立了个体化的微创胰腺手术入路体系，包括：

1. 经过后腹膜入路的胰腺手术（图 6-1） 在长期的急性重症胰腺炎的治疗过程中，笔者发现即使胰腺和周围坏死组织清理得再干净，术后感染及多脏器功能衰竭的发生率未有明显改观，胰腺炎的继发感染及多脏器功能衰竭是重症胰腺炎手术需要面临的最大风险。如何将该风险预先控制在可控范围内呢？笔者发现后腹膜腔隙局限并且缺乏激活胰酶环境，通过借鉴泌尿外科切除肾上腺的后腹腔镜术式，就可以避免进入腹腔，减少对正常腹膜腔的解剖结构的干扰，避免腹腔感染的扩散，而且经侧后腹壁的引流路径直接而通畅，便于彻底、有效地引流。笔者团队首先将后腹腔镜技术引入到胰腺手术，降低了外科干预对患者的目标损伤和路径损伤，耐受性高，以其治疗理念的创新性对重症胰腺炎的治疗起到了巨大的推动作用，显著降低了重症胰腺炎的病死率。介于后腹腔镜入路在重症胰腺炎治疗上展现的巨大优势，能够直接、快速地显露胰体尾，笔者进一步将其应用在胰体尾背侧肿瘤的切除上。由于传统腹腔镜方法在显露胰体尾实质深处病变较为困难，不仅需要打开胃结肠韧带，有时还需离断脾结肠韧带、脾胃韧带才显露病变。不仅需要游离、切断原有腹腔内的正常韧带和筋膜结构，还容易造成结肠中动脉、结肠及脾静脉的损伤。后腹腔镜方法能够提前规避上述操作及风险，借助肾旁间隙和肾周间隙，直接到达胰腺背侧，切开其后方肾前筋膜，从间隙后方进入肾旁前间隙显露胰体尾背侧。对于预控外科来说，最重要的就是找到减轻对正常组织损伤和干扰的最短路径，选择正确的手术入路不仅能够避开重要的血管和神经等组织，减轻对正常生理结构的侵扰和副损伤，更能够加强手术当中风险的控制能力，避免或减轻术中及术后并发症的发生，从而有利于患者的快速康复。

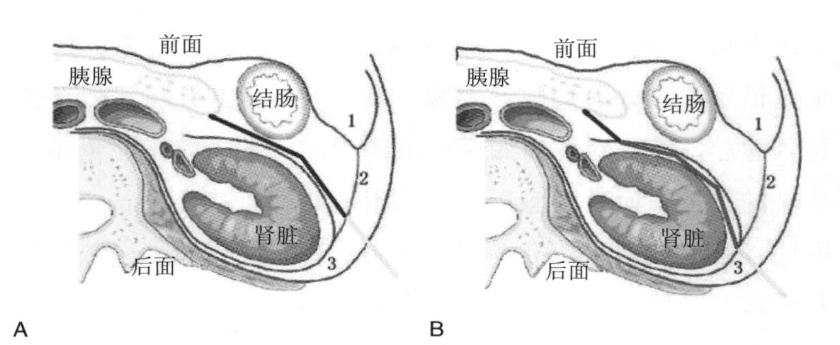

A B

图 6-1 **经后腹膜入路的胰腺手术**

A. 旁侧入路（经过肾旁后间隙、直接入肾旁前间隙）；B. 后侧入路（经过肾旁后间隙、肾周间隙，最后入肾旁前间隙）。1. 腹膜；2. 侧椎筋膜；3. 肾周筋膜

2. *通过小网膜囊入路的胰腺手术（彩图 1）* 当肿瘤位于胰腺颈体部上方时，常规的手术入路需切开胃结肠韧带来到达胰腺颈体部，由于该入路的路径长，在进行手术的时候需要切开较多的正常组织，特别当大网膜肥厚或粘连时，在分离解剖的时候极易出现网膜血管出血，甚至会出现因为损伤横结肠而导致中转开腹，增加了手术的风险。笔者通过利用小网膜入路可以更加快速、安全地显露位于胰腺颈体部的肿瘤，不仅可以简化手术操作步骤，还能避免因为分离大网膜而导致过多的组织和血管损伤，减少了患者的术中损伤风险，加快了患者的术后恢复。

3. *经脾脏结肠韧带入路的胰腺手术（彩图 2）* 对于位于胰腺尾部的肿瘤，传统的手术入路也存在着上述游离范围大、涉及组织较多的问题，容易导致术后并发症发生率增加，影响患者预后。笔者通过经脾脏结肠韧带入路，直接离断脾结肠韧带，对比传统入路可以迅速、安全地显露胰尾病灶，能够有效降低胰尾部肿瘤微创手术的难度，加快手术进程，有效降低了术中出血及术后并发症的发生率。

4. 经“L”孔、“R”孔入路的微创胰十二指肠切除术（彩图3） 在开腹胰十二指肠切除术中胃肠吻合通常行结肠前吻合，但在微创手术条件下，镜头视觉及腹腔空间有限，翻转横结肠操作困难，尤其当患者横结肠粗大或网膜脂肪较多时会导致吻合张力较大、操作难度明显增加。由于胰腺钩突部被十二指肠所包绕，同时其周围的血管分布丰富，术中极易因出血从而导致手术进程受阻，胰腺钩突的处理是胰十二指肠切除术中的重点及难点，在手术过程中需要充分暴露胰腺钩突，才能减少出血风险，同时保证切缘的阳性率。但是在微创手术的条件下，手术操作的空间有限、器械的活动度小、手术视野受限，根据这些微创手术特点，笔者团队经过不断地探索，提出了简化操作、提高切除率的最优入路：“L”孔和“R”孔的入路（彩图3）。“L”孔入路：从肠系膜上血管左侧的横结肠系膜，横结肠下方、结肠中血管左侧开孔，打开横结肠系膜，建立“L”孔。经过“L”孔无须翻转横结肠，可将近端空场提至胃后壁进行胃肠吻合手术，是胃肠吻合的最短路径，吻合口张力小，操作简单，已经成为笔者团队微创下胃肠吻合的常规入路。“R”孔入路：自横结肠下方、结肠中血管右方打开横结肠系膜，建立“R”孔。通过该孔可以直接暴露胰腺钩突及十二指肠降段及水平段，降低了胰腺钩突部的解剖游离难度，便于钩突部肿瘤的局部剜除。通过建立个体化的微创胰腺手术入路，利用了微创手术的优势，减少了医源性损伤的发生风险，降低术后并发症的发生率，简便化了手术操作方法，利于患者的快速康复，同时也有利于微创胰腺手术的推广与应用。

案例

患者，男性，26 岁。因酗酒后突发持续性腹痛入院。入院前曾在当地医院非手术治疗 2 周，效果不佳转入我院。查体：体温 39.2 ℃，脉搏 85 次 / 分，呼吸 22 次 / 分，血压 130/80mmHg。神志清楚，查体合作，发育正常，营养状态尚可，皮肤、巩膜无黄染。腹部稍膨隆，肝脾肋下未触及，未扪及肿块，中上腹部轻压痛，伴反跳痛，腹肌紧张，肠鸣音弱，移动性浊音阴性。辅助检查示：白细胞计数 14×10^9/L，中性粒细胞 0.85，尿淀粉酶 860U/dl，血淀粉酶 1500U/dl，血清脂肪酶 850U/L。腹部 CT 检查（图 6-2）示胰腺广泛坏死（> 50 %），腹膜后大量积液，合并双肺胸腔积液及部分肺不张。结合患者症状、体征及辅助检查结果，临床诊断为急性重症胰腺炎。

本例急性重症胰腺炎患者腹水量大、胰腺坏死严重，已具备手术指征，需要清除腹腔内坏死组织和通畅引流。然而，开

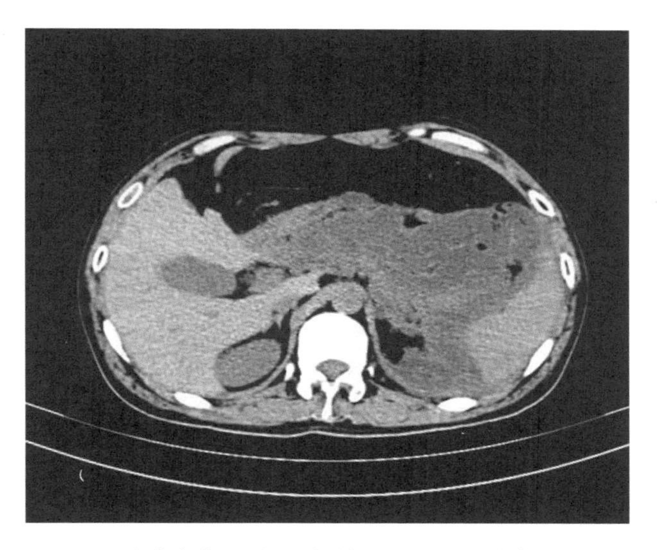

图 6-2　**患者术前 CT 提示胰腺坏死＞50%，腹膜后大量积液**

腹手术在清除胰腺及周围坏死组织的同时会造成感染的扩散，会给患者带来二次打击，甚至导致多器官功能衰竭。急性重症胰腺炎的病死率一直居高不下，笔者通过对患者术后病情恶化原因和风险的探究，结合损伤控制和路径损伤优化的理论，提出了以引代清的理念和后腹腔镜的手术入路。

后腹腔镜胰腺坏死组织清创引流术分两期进行。先行左侧手术，左侧手术采用后腹腔镜左侧肾上腺手术方法建立腹膜后空间，由于肾旁前间隙大量积液，在使用血管钳钝性分离腹壁肌肉时穿破侧椎筋膜和肾周筋膜进入肾旁前间隙，吸净大量炎性积液及坏死组织后放置腹壁 Trocar，建立气腹。吸引器吸净肾旁前间隙内积液，无创钳尽量清除其内胰腺及脂肪坏死组织，留置双套管及乳胶引流管各 1 根引流。24 天后行右侧手术，右侧手术取左侧卧位。首先进入腹膜后空间游离肾旁脂肪，游离并扩大肾周间隙。根据术前影像提示积液位置，于肾中下极处打开肾前筋膜，自后方进入肾旁前间隙，清除其内坏死物质及积液（彩图 4），留置双套管引流。术后给予抗炎、抑酶及营养支持治疗，患者术后疼痛明显减轻，恢复顺利后出院（图 6-3）。

笔者提出的后腹膜入路突破了常规思维的局限，通过最短的路径到达感染区域，避免进入腹腔、减少严重感染的扩散，不过度清理坏死组织以减轻对正常组织的附加损伤，将损伤控制在一定范围内以减轻全身炎症反应。

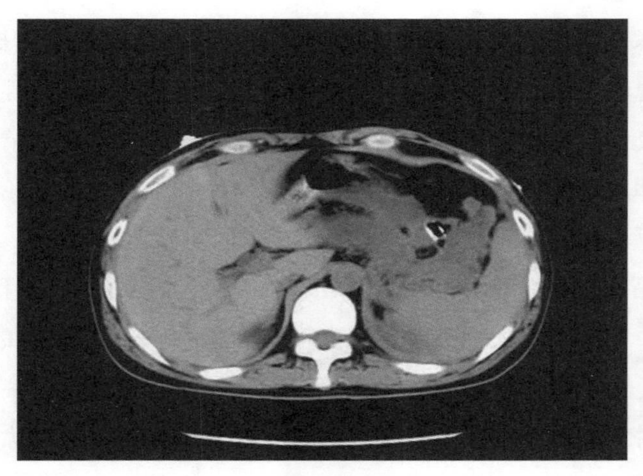

图 6-3　术后腹部 CT 显示腹水明显消除

参考文献

[1] 刘荣，张旭，赵国栋，等 . 后腹腔镜胰腺手术：从假想到临床应用 . 中华腔镜外科杂志（电子版），2011，4（6）：426-430.

[2] 赵国栋，刘荣，马鑫，等 . 后腹腔镜胰腺切除术 4 例报告 . 中国实用外科杂志，2012，32（1）：85-87.

[3] Zhao G，Hu M，Liu R，et al. Two anatomical pathways for retroperitoneoscopic pancreatectomy：indications for the posterior and lateral approaches. World J Surg，2014，38（11）：3023-3032.

[4] Zhao G，Hu M，Liu R，et al. Single-port retroperitoneoscopic pancreatectomy：preliminary results from the first 3 patients. J Clin Gastroenterol，2014，48（6）：559-562.

[5] Zhao G，Xue R，Ma X，et al. Retroperitoneoscopic pancreatectomy：a new surgical option for pancreatic disease. Surg Endosc，2012，26（6）：1609-1616.

[6] Zhao G，Wang Z，Hu M，et al. Preliminary clinical experience with robotic retroperitoneoscopic pancreatic surgery. World J Surg Oncol，2018，16（1）：171.

[7] Zhao G，Hu M，Liu R，et al. Retroperitoneoscopic Anatomical Necrosectomy：A Modified Single-Stage Video-Assisted Retroperitoneal Approach for Treatment of Infected Necrotizing Pancreatitis. Surg Innov，2015，22（4）：360-365.

[8] 刘荣，许大彬，罗英，等 . 腹腔镜小网膜囊肿切除一例 . 中华医学杂志，2007，87（48）：3456.

[9] 刘荣，尹注增，赵国栋，等 . 脾结肠韧带入路的腹腔镜或机器人胰尾肿瘤切除术 . 腹腔镜外科杂志，2017，22（1）：66-69.

[10] 刘荣，赵国栋，尹注增 . 机器人 LR 式 1+2 胰肠吻合方法的理论与技巧：附 104 例病例报道 . 中华腔镜外科杂志（电子版），2017，10（01）：7-10.

[11] 刘荣 . LR 式机器人胰十二指肠切除术手术方法建立和技术优化 . 中华腔镜外科杂志（电子版）， 2016， 9（4）：193-195.
[12] 刘荣，赵国栋，马鑫，等 . 后腹腔镜技术在一例重症急性胰腺炎外科治疗中的应用 . 中华腔镜外科杂志（电子版）， 2010， 3（4）： 309-312.
[13] 陈平， 唐春 . 经腹腔镜后入路引流治疗重症急性胰腺炎 . 中国现代普通外科进展，2009，12（11）： 928-930.
[14] 孙备， 程卓鑫， 贾光． 重症急性胰腺炎治疗新亮点： 多学科与微创化． 中国实用外科杂志，2012， 32（7）： 525-527.

第三节　切除技术

切除性手术，特别是恶性肿瘤的根治性手术，如何实现完整、彻底、有效的切除是保证手术效果、提高患者预后的关键环节。如果肿瘤没有达到根治性切除，出现了肿瘤的残余，术后极易出现肿瘤的复发和转移，大大降低了患者的无瘤生存期和总体生存期，是导致患者预后不佳的主要原因。在切除技术中，切除的完整性和可操作性是外科医生最为关心的两个方面。

1. 切除的完整性　肿瘤切除的完整性包括病灶切除的范围和淋巴结清扫的范围。以胰腺癌的根治性手术为例，为了防止胰腺癌手术后肿瘤的早期复发及远处转移、改善患者的预后，提高患者的远期生存率，有学者提出了胰腺手术中整块切除的理念，即将包括胰腺及其周围淋巴结、脂肪在内的组织整块切除，通过完整地切除标本来提高 R0 切除率，从而保证手术的肿瘤根治性效果。

笔者团队通过研究微创手术的特点，利用其放大、灵活的视野及高精细度的操作，将整块切除的理念运用到微创胰腺癌根治手术中。①在胰十二指肠切除淋巴结清扫中，笔者通常以肝总动脉、肝固有动脉和门静脉作为引导和分界线，先将小网膜囊组织及左侧肝十二指肠韧带附近的8a、8p、12a组淋巴结充分游离后向左上方翻起。分别悬吊肝总动脉、门静脉及胆管，将脉管周围脂肪组织及淋巴结完整清除，上述清扫的淋巴结与12p组淋巴结一并牵拉至门静脉右后方位置等待一并整块切除。在离断胰腺钩突的时候，利用微创手术由下而上的仰视视角，自足侧向头侧紧贴肠系膜上动脉、腹主动脉和腹腔干右侧壁离断神经及淋巴结组织，完整切除钩突系膜，最后将标本连同淋巴结整块切除。胰十二指肠标本整块切除法，在保证了R0切除的同时，实现了淋巴结的整块和完整切除，并且充分发挥了微创手术的优势，操作安全、可行（彩图5）。②由于胰体尾恶性肿瘤缺乏明显的症状，容易向腹膜后及周围脏器浸润，而且传统胰体尾手术对胰腺后背膜与肾筋膜间的组织清除不彻底，使得R0切除率不高，其治疗效果往往比胰头肿瘤更差，患者术后极易复发。美国华盛顿大学Strasberg等于2003年提出根治性顺行模块化胰脾切除术（RAMPS）。RAMPS强调腹膜切缘处的根治性切除，根据肿瘤是否侵犯胰腺后包膜，运用模式化的前入路和后入路两种切除范围，可有效提高后腹膜切缘R0切除率和肿瘤根治效果。与经典胰体尾癌根治性切除术相比，

RAMPS 在 R0 切除率、患者 5 年生存率方面均有较大改善。由于 RAMPS 切除范围广泛，对术者解剖和技术的要求高，很少在微创手术中应用。笔者团队较早地将 RAMPS 手术应用在腹腔镜和机器人微创外科领域，充分利用腹腔镜及机器人设施的优势，通过术中镜头高清放大效果及微创器械的精细操作，以期达到更加干净彻底的切除，降低术后复发率，延长患者的生存时间。笔者团队报道行腹腔镜和机器人胰腺癌根治术后，R0 切除率可分别达到 97.1% 和 100%，淋巴结的清扫数目分别为 10.5 枚和 11 枚，术后总体生存时间可以达到 25 个月和 27 个月。

2. 切除的可操作性　随着腔镜器械和微创技术的不断发展，使得微创外科的适应证逐渐扩展到外科的多个领域，甚至能够覆盖几乎所有的外科手术术式。由于不同的医院手术操作习惯不同，从 Trocar 孔的布局到手术入路及手术器械的选择、手术步骤均有较大的差异，这样不利于手术术式的标准化，影响了手术术式的推广，也不利于手术质量的统一和疗效的评估。笔者团队通过总结微创肝脏手术的经验，根据肝脏手术的不同术式特点，分别制订了左外叶、左半肝、右半肝等模式化手术步骤，实现了肝脏微创手术的简单化及模式化。通过对手术步骤的总结和归纳，为了进一步推动模式化肝脏切除技术在基层医疗单位的使用，笔者团队将肝切除手术分解为 7 个步骤来进行：①患者取平卧位，按常规的四孔法进行操作，具体的体位及 Trocar 孔布局可以根据手术的具体情况来调节；②按顺序离断肝脏周围的韧带，游离需要切除的相应肝叶；③粗略分离进入目的肝段或者肝叶的血管蒂，将其结扎或者切割离断；④根据选取的肝脏切割线离断肝脏组织；⑤粗略分离相应的肝静脉，切割离断；⑥处理肝断面的出血；⑦留置引流管，取出切除的肝脏标本。笔者通过定量化的描述肝内血管及胆管的空间关系，将入肝及出肝管道连同肝实质进行“集束化”切割离断，将腹腔镜肝左外叶切除简化（彩图 6），避免了因为解剖肝门导致的高风险，降低了手术难度，将手术模式化简单化，使得腹腔镜肝左外叶切除普及到了县级医院。对于手术难度较大的腹腔镜右半肝切除来说，笔者团队的研究数据显示平均手术时间 256.17 分钟，平均出血量 493.48ml，术后平均住院时间 8.91 天，对比开腹右半肝切除未出现严重的并发症，手术时间与开腹手术相比没有明显增加，但是却显著缩短了住院时间，有利于患者术后的快速康复。模式化肝切除技术将复杂的腹腔镜肝脏切除术简单化，模式化，使其可以更为安全、有效、便捷地推广到其他基层医疗机构，有助于广大医疗同道的学习。

案例 1

患者，男性，56 岁。主因皮肤、巩膜黄染 15 天入院。查体：体温 36.8 ℃，脉搏 68 次 / 分，呼吸 18 次 / 分，血压 140/85mmHg。神志清楚，营养状态尚可，皮肤、巩膜黄染。腹部稍膨隆，肝脾肋下未触及，未扪及肿块，右上腹轻压痛，无反跳痛，肠鸣音正常，移动性浊音阴性。血生化示血清总胆红素 325.3μmol /L，直接胆红素 264.8μmol /L。CEA 147.6μg/L，CA19-9 285.3kU/L。术前增强 MRI 及 PET-CT 均提示胆总管下段占位，胆管腺癌可能，腹膜后多发淋巴结增大。临床诊断为胆管中下段癌。通过对患者一般状况及全身脏器功能的评估，该患者心肺功能正常，能够耐受手术治疗。通过对影像学资料的分析，该患者肿瘤位于胆管下段，腹膜后多发淋巴结增大。循证医学高等级证据推荐行根治性手术治疗，结合笔者团队在微创胰十二指肠切除术方面的经验和能力，向患者及其家属详细交代各种治疗方式及利弊，患者及其家属选择行机器人胰十二指肠切除术。

手术方法：麻醉后取头高足低截石位，于脐右下方建立气腹后，模式化进行机器人手术布孔。手术首先打开胃结肠韧带，行 Kocher 切口，充分游离胰头后方直至腹腔干及肠系膜上动脉右侧壁。离断胃大小弯处血管弓，直线切割闭合器离断远端胃。按淋巴结整块切除方法，清扫肝十二指肠韧带及腹腔干附近淋巴结，妥善离断胃右动脉和胃十二指肠动脉。逆行游离胆囊，于胆囊管水平上方离断胆总管，胆管上切缘送冷冻病理，提示阴性切缘。离断胃肠干静脉，打通胰后隧道，超声刀离断胰腺。游离空肠起始段，距屈氏韧带约 10 cm 处紧贴肠壁离断空肠系膜，继续行 Kocher 切口，将胰头十二指肠背侧及下方完整游离，直线切割闭合器离断空肠起始段，自肠系膜下裂孔将空肠起始段拉向右侧。注意保护肠系膜上动脉，自下向上完整切除钩突及门静脉、肝总动脉及腹腔干旁淋巴结，完成肿瘤标本及淋巴结的整块切除。机器人下依次完成胰肠、胆肠和胃肠吻合术。手术持续时间 2.5 小时，术中出血量 100ml。患者术后恢复良好，于第 10 天出院。病理检查提示胆管下段腺癌，切缘未见肿瘤细胞，共清扫淋巴结 23 枚，未见转移淋巴结。经随访，患者术后至今已 20 个月，未出现肿瘤复发，身体状况良好。

胰十二指肠切除术涉及脏器多，需要切除的范围大，对于恶性肿瘤的治疗来说保证阴性切缘和足够的淋巴结清扫范围与患者的预后密切相关。由于机器人手术系统较传统腹腔镜手术的特殊优势，目前涉及消化道重建的手术，包括胰十二指肠切除在内，临床上对于机器人手术的认可度显著高于腹腔镜手术。笔者在积累了丰富的机器人手术经验和技巧后，对比了机器人及腹腔镜胰十二指肠切除术的淋巴结清扫，认为前者更具优势，显著优于腹腔镜操作。该病例也展示了微创整块切除技术能够完成更彻底的淋巴结清扫，提高了肿瘤的 R0 切除率，对于提高患者的无瘤生存期和总生存期，改善患者预后大有裨益。

案例 2

患者，男性，42 岁。因胃胀 6 个月，检查发现肝左外叶肿块 7 天入院。查体：体温 36.5℃，脉搏 65 次 / 分，呼吸 16 次 / 分，血压 130/80mmHg。神志清楚，查体合作，发育正常，营养状态尚可，皮肤、巩膜无黄染。腹部平坦，肝脾肋下未触及，未扪及肿块，全腹无压痛，无反跳痛，肠鸣音正常，移动性浊音阴性。血、尿、便常规均正常。血生化及肿瘤标志物均正常。腹部增强MRI提示左外叶可见肿块，约8cm×8cm，考虑血管瘤。临床拟诊为肝左外叶血管瘤。通过对患者一般状况及全身脏器功能的评估，该患者心肺功能正常，正常活动未受到疾病的影响。通过对影像学资料的分析，该患者肿块位于肝左外叶，肿块压迫胃，目前已出现胃胀等不适症状，肝功能为ChildA级，能够耐受手术治疗。向患者及其家属详细交代治疗方式及利弊，患者及其家属选择行腹腔镜肝左外叶切除术。

笔者采用模式化腹腔镜肝左外叶切除来完成手术。患者取平卧位，全身麻醉完成后，自脐下建立气腹，置入30°腹腔镜，取四孔法操作，主操作孔位于左侧肋缘下10cm腹直肌旁。右辅助操作孔位于右侧肋缘下10cm腹直肌旁，左辅助操作孔位于左侧肋缘下腋前线附近。探查腹腔后，使用超声刀依次离断肝圆韧带、镰状韧带、左侧冠状韧带前叶、左三角韧带、左侧冠状韧带后叶，以及小网膜直至静脉韧带根部，将肝左外叶充分游离。使用超声刀将Ⅱ/Ⅲ段血管蒂前方及上下肝组织离断，将Ⅱ/Ⅲ段血管蒂粗分离。用直线切割闭合器离断Ⅱ/Ⅲ段血管蒂。超声刀继续将肝左静脉上下方肝组织离断，粗分离出左肝静脉。使用直线切割闭合器离断左肝静脉。肝创面充分止血后，未留置引流管。将血管瘤标本钳碎后自扩大的脐部切口取出。术后患者恢复顺利，2天后出院。

模式化肝左外叶切除术与其他术式的区别在于，提出了对入肝和出肝血管的粗分离，而不是对肝内管道的精细分离，其后联合周围肝组织一并离断。通过对手术过程的简单化和模式化，能够将术中的脉管损伤概率降到最小，显著降低手术难度，缩短了术者的学习曲线，手术质量更加统一，适合在基层单位开展。

参考文献

[1] 徐冬，蒋奎荣，陆子鹏，等 . 根治性顺行模块化胰脾切除术治疗胰体尾癌的临床疗效 . 中华消化外科杂志，2016，15（6）：567-573.

[2] 刘荣 . LR 式机器人胰十二指肠切除术手术方法建立和技术优化 . 中华腔镜外科杂志（电子版），2016，9（4）：193-195.

[3] Liu R，Zhang T，Zhao Z M，et al. The surgical outcomes of robot-assisted laparoscopic pancreaticoduodenectomy versus laparoscopic pancreaticoduodenectomy for periampullary neoplasms：a comparative study of a single center. Surg Endosc，2016.

[4] Strasberg S M，Drebin J A，Linehan D. Radical antegrade modular pancreatosplenectomy. Surgery，2003，133（5）：521-527.

[5] Strasberg S M，Linehan D C，Hawkins W G. Radical antegrade modular pancreatosplenectomy procedure for adenocarcinoma of the body and tail of the pancreas：ability to obtain negative tangential margins. J Am Coll Surg，2007，204（2）：244-249.

[6] Liu R，Liu Q，Zhao Z M，et al. Robotic versus laparoscopic distal pancreatectomy：A propensity score-matched study. J Surg Oncol，2017，116（4）：461-469.

[7] Qu L， Zhiming Z， Xianglong T， et al. Short- and mid-term outcomes of robotic versus laparoscopic distal pancreatosplenectomy for pancreatic ductal adenocarcinoma： A retrospective propensity score-matched study. Int J Surg， 2018， 55： 81-86.
[8] Zhang T， Zhao Z M， Gao Y X， et al. The learning curve for a surgeon in robot-assisted laparoscopic pancreaticoduodenectomy： a retrospective study in a high-volume pancreatic center. Surg Endosc， 2018.
[9] 王雪飞， 胡明根， 赵国栋， 等 . 一种腹腔镜标准术式的探索：模式化腹腔镜左半肝切除术 . 中华腔镜外科杂志（电子版）， 2014（3）：160-166.
[10] 许勇， 胡明根， 赵国栋， 等 . 模式化腹腔镜右半肝切除术 . 中华腔镜外科杂志（电子版）， 2015，8（4）：3-6.
[11] 赵国栋， 胡明根， 刘荣 . 模式化腹腔镜肝左外叶切除术：附 71 例临床应用报道 . 南方医科大学学报， 2011，31（4）：737-740.

第四节　重建技术

外科手术通常还需要用到重建技术，其中包括消化道重建、血管重建、尿道重建等。重建手术是恢复管道通畅、保证脏器功能或血供的关键步骤，重建的质量与患者术后吻合口愈合、并发症发生和预后情况密切相关。好的吻合技术不仅有利于加速各吻合口的愈合，促进脏器功能恢复，减少术后并发症的发生率，还可以简化操作步骤，缩短手术时间。

胰十二指肠切除术由于涉及胰肠（胰胃）、胆肠、胃肠三个吻合口重建，被称为腹部外科步骤最多、难度最高的手术。

因为每一个吻合口的愈合不良均会导致相应的术后并发症，如胰漏、胆漏、胃肠吻合口漏等，这些并发症一方面延长了患者的住院时间，增加了患者的住院成本；另一方面，吻合口漏易腐蚀周围相应的血管及组织，可能引发术后出血或者感染等更加严重的并发症，甚至威胁患者的生命。其中，胰漏是导致患者预后不良的主要原因，胰肠吻合重建也是最具挑战的消化道重建方式，严重阻碍了胰十二指肠手术的开展和推广。外科医生在胰肠吻合的重建方式上进行过多种尝试，产生了各种新型吻合方法，然而目前为止尚没有一种吻合方式可以完全地避免胰漏。结合在开腹与微创胰十二指肠切除术中的重建经验，笔者团队改变了以往的追求严密的机械性缝合的传统观念，从保护吻合口的血供、降低吻合口的张力、减少对胰腺穿透性损伤的角度出发，通过理念创新和在实践中的反复优化，从最初的1＋2胰肠吻合，形成了单针全层胰腺吻合法。这种新型吻合方法的核心技术是采用U形缝合胰腺残端，减少胰腺断面上胰腺分支胰管的外渗；再用1针4-0prolene线连续缝合胰腺残端全层和空肠的浆肌层；使用胰管与空肠黏膜对合替代黏膜对黏膜的吻合方式（彩图5）。这种方法在微创条件下简单易行，适合在微创手术中进行，术后胰漏的发生率较低，有良好的安全性及有效性。根据笔者团队的临床研究数据表明，采用1＋2胰肠吻合的机器人胰十二指肠切除术后临床相关胰漏发生率为9.35%，而单针全层胰腺吻合术后未见临床相关胰漏发生，显著低于既往文献报道开腹（16.3%）、腹腔镜（12.1%）和机器人（11%）术后临床相关胰漏发生率。

在传统的手术观念中，当胰腺的胰管受损时，因为胰管无法自然愈合，所以需要行胰肠吻合术、挽救性的远端胰腺切除术甚至胰十二指肠切除术，这样操作损失了较多的胰腺正常组织，术后对自身胰腺功能可能会有较大的影响。为了减少手术创伤，保护胰腺的功能，笔者团队率先实施了主胰管架桥修复，避免了因施行胰腺切除术而导致的胰腺的较大的创伤损失。在成功手术的基础上，笔者参考工程建筑中的桥梁建造过程，创立了胰腺吻合中创新性桥梁合拢理论，针对胰腺中段切除可以行胰腺端-端对吻重建。通过这种技术能够最大限度地保留正常的胰腺组织，保证胰腺生理功能和解剖结构的完整性，有利于患者的远期预后，这一吻合理论有望改变胰腺良性疾病的传统治疗方法。

案例 1

患者，男性，37 岁。主因皮肤、巩膜黄染 20 天入院。查体：体温 36.5 ℃，脉搏 76 次/分，呼吸 16 次/分，血压 128/80mmHg。神志清楚，营养状态可，皮肤、巩膜黄染。腹部平坦，肝脾肋下未触及，未扪及肿块，右上腹轻压痛，无反跳痛，肠鸣音正常，移动性浊音阴性。血生化示血清总胆红素 343.3μmol/L，直接胆红素 284.2μmol/L。CA19-9 196.7kU/L。术前增强 MRI 提示胆总管下段占位，胆管腺癌可能，临床拟诊为胆管中下段癌。通过对患者一般状况及全身脏器功能的评估，该患者能够耐受手术治疗。通过对影像学资料分析，该患者肿瘤位于胆管下段，通过术前综合评价患者疾病风险、手术风险、治疗时机、治疗方案，手术团队的经验、能力，以及对干预手段掌握的情况，向患者及其家属详细交代各种治疗方式及利弊，患者及其家属选择行机器人胰十二指肠切除术。

手术方法：完成模式化进行机器人手术布孔后，首先打开胃结肠韧带并行 Kocher 切口，充分游离胰头后方直至腹腔干及肠系膜上动脉右侧壁。离断胃大小弯处血管弓，直线切割闭合器离断远端胃。按淋巴结整块切除方法，清扫肝十二指肠韧带及腹腔干附近淋巴结。逆行游离胆囊，于胆囊管水平上方离断胆总管，在游离肝外胆管时发现肿瘤侵犯门静脉壁达 2cm，需行门静脉切除重建才能完成根治性手术。打通胰后隧道，超声刀离断胰腺。距屈氏韧带约 10 cm 处离断空肠起始段，自肠系膜下裂孔将空肠起始段拉向右侧。紧贴肠系膜上动脉右侧壁，自下向上完整切除钩突。使用镜下血管阻断钳将受侵门静脉上下端钳夹，切除约 3 cm 门静脉，上下切缘术中冷冻均提示阴性切缘，完成胰头十二指肠、受侵门静脉及淋巴结的整块切除。在重建阶段，首先使用 5-0 Prolene 线行连续门静脉端 - 端吻合，血管缝合完毕后开放门静脉，血流通畅无渗出。用 4-0 Prolene 线连续缝合胰肠后壁，胰管内置并上下加固两针后，继续连续缝合胰肠前壁，完成 1 ＋ 2 胰肠吻合。胆肠吻合使用 5-0

Prolene 线连续单层缝合，胃肠吻合使用切割闭合器吻合后 4-0 Prolene 线连续缝合关闭开孔处。整个手术持续时间 6 小时，术中出血量 200ml。术后腹腔超声检查提示门静脉血流通畅。患者术后顺利进食、拔管，并于术后 10 天出院，出院后无出血及二次入院的情况。

该例联合门静脉切除重建的胰十二指肠切除术，因肿瘤侵犯门静脉，不仅需在镜下完成肿瘤标本及门静脉壁的整块切除，术中还需要完成门静脉、胰肠、胆肠、胃肠吻合口的重建，对重建技术的要求极高，在国际上鲜有报道。笔者深入分析了不同吻合组织的解剖学特征和愈合原理，在积累了大量机器人手术经验和重建技巧后顺利完成该例手术，证实了该项手术方式和技术的安全性及可行性。笔者在长期的手术实践摸索中，也针对不同吻合口完成了重建技术的简化，便于技术的实施与推广。

案例 2

患者，女性，55 岁。主因体检发现胰腺颈部占位 10 天入院。查体：体温 36.9℃，脉搏 63 次 / 分，呼吸 17 次 / 分，血压 145/95mmHg。神志清楚，营养状态可。腹部膨隆，肝脾肋下未触及，未扪及肿块，全腹无压痛，无反跳痛，肠鸣音正常，移动性浊音阴性。血尿便常规、血生化及肿瘤标志物均正常。PET-CT 检查提示胰腺颈部略低密度结节，考虑良性或低度恶性肿瘤性病变。胰腺增强磁共振检查提示胰腺头颈部交界处约 11mm × 9mm 多血供小结节，考虑低度恶性肿瘤，神经内分泌肿瘤可能性最大，胰管未见异常狭窄或扩张。根据患者术前影像学检查结果，临床拟诊为胰腺神经内分泌肿瘤。向患者及其家属详细交代各种治疗方式及利弊，患者及其家属选择行机器人胰腺中段切除术。

手术方式：手术采用头高足低截石位，完成气腹及 Trocar 布局后探查腹腔及盆腔器官未见转移及异常。切开胃结肠韧带，充分显露胰腺各段，应用术中超声明确肿瘤位于胰腺颈部。距离肿瘤右侧 1cm 处分离胰腺上、下缘，显露并保护肠系膜上静脉及脾静脉，游离胰腺后方隧道。距离肿瘤左右两侧 1cm 以超声刀离断中段胰腺及主胰管，胰腺断端烧灼止血后，检查创面可见胰液自远端胰管断端溢出，两侧断端距离约 3.5cm。选择长约 10cm、直径 1.2mm 胰管塑料支撑管置入两侧胰管内，充分游离两侧胰腺断端，确保对合胰腺断端无张力。采用 5-0 Porlene 线缝合两侧胰管断端，4-0Porlene 线连续缝合两侧胰腺断端。确认吻合口无明显出血及胰瘘，术区放引流管引流。手术时间 105 分钟，术中出血约 50ml。术后给予禁食、抗炎、抑酸、抑酶、营养支持等对症治疗。患者术后仅出现少量生化漏，无临床相关性胰漏及其他术后并发症，恢复良好后于术后第 7 天出院。

胰腺不仅解剖位置深在，周围毗邻血管丰富，而且具有内、外分泌功能。因此胰腺肿瘤的手术治疗，不仅要考虑肿瘤切除的根治性，还应注意保护正常的胰腺功能。对于胰腺颈体部的良性或低度恶性肿瘤，需要行胰腺中段切除以避免对患者术后的生活质量和长期预后产生不良的影响。传统的胰腺中段切除术需要完成胰腺远端与消化道的吻合，然而胰腺与消化道的吻合并发症发生率高，且改变了正常胰腺的生理结构。笔者将胰腺端 - 端吻合行胰腺中段切除术后重建，对比传统的重建方法，避免了胰液与胃肠液直接接触，在一定程度上减少了出血和胰瘘等并发症的概率。通过置入胰管支撑管，使胰管端 - 端吻合过程更加方便，有利于胰液的引流和术后胰管狭窄的预防，能够有效促进患者的恢复、提高预后。

参考文献

[1] Pb T， Maharjan D， Regmi S. Pancreatic Anastomosis： Challenges and Outcomes， 2017.

[2] Chen Y J， Lai E C， Lau W Y， et al. Enteric reconstruction of pancreatic stump following pancreaticoduodenectomy： a review of the literature. Int J Surg， 2014， 12（7）： 706-711.

[3] Pedrazzoli S J M. Pancreatoduodenectomy （PD） and postoperative pancreatic fistula （POPF）： A systematic review and analysis of the POPF-related mortality rate in 60，739 patients retrieved from the English literature published between 1990 and 2015， 2017， 96（19）.

[4] 刘荣， 刘渠， 赵之明，等 . 单针全层胰肠吻合（301 式）在胰十二指肠切除术中的应用 . 腹腔镜外科杂志， 2018， 23（11）： 854-857.

[5] 刘荣 . 机器人胰腺手术 1010 例经验与教训 . 南方医科大学学报，2018（2）：130-134.
[6] 刘荣，赵国栋，尹注增 . 机器人 LR 式 1 + 2 胰肠吻合方法的理论与技巧：附 104 例病例报道 . 中华腔镜外科杂志（电子版），2017，10（1）：7-10.
[7] Shin S H，Kim Y J，Song K B，et al. Totally laparoscopic or robot-assisted pancreaticoduodenectomy versus open surgery for periampullary neoplasms：separate systematic reviews and meta-analyses. Surg Endosc，2017，31（9）：3459-3474.
[8] Liu R，Wang Z Z，Gao Y X，et al. Application of End-to-end Anastomosis in Robotic Central Pancreatectomy. J Vis Exp，2018，（136）.
[9] 刘荣，赵国栋，尹注增，等 . 机器人胰腺肿瘤剜除联合主胰管架桥修复术个案报道 . 中华腔镜外科杂志（电子版），2016，9（6）：373-374.
[10] 刘荣，王子政，高元兴，等 . 机器人“荣氏”胰腺中段切除术一例报道 . 中华腔镜外科杂志（电子版），2017，10（5）：319-320.
[11] 刘荣，宋昱垚，赵国栋，等 . 联合门静脉血管切除重建的机器人胰十二指肠切除术个案报道 . 中华腔镜外科杂志（电子版），2016，9（2）：124-125.

彩 图

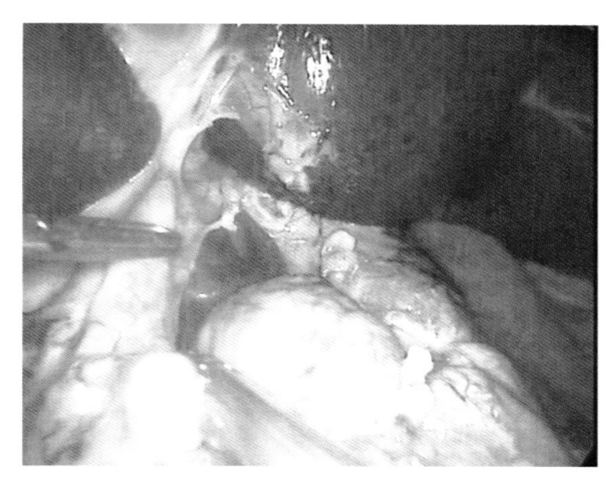

彩图 1　经小网膜囊入路暴露胰体部肿瘤

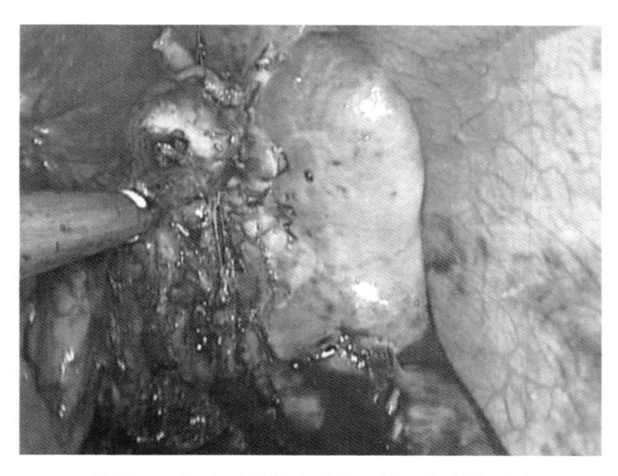

彩图 2　经脾脏结肠韧带入路切除胰尾肿瘤

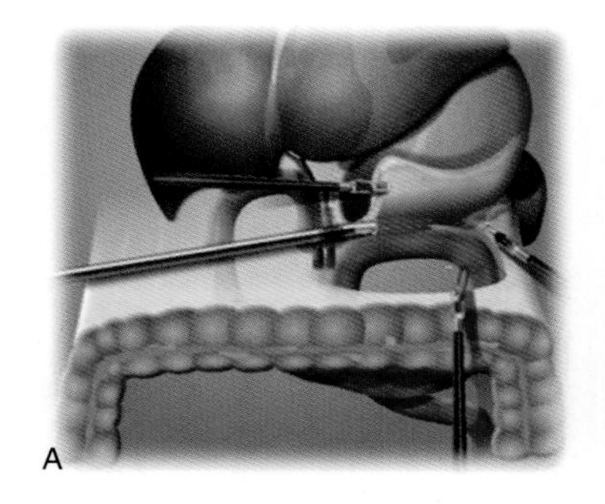

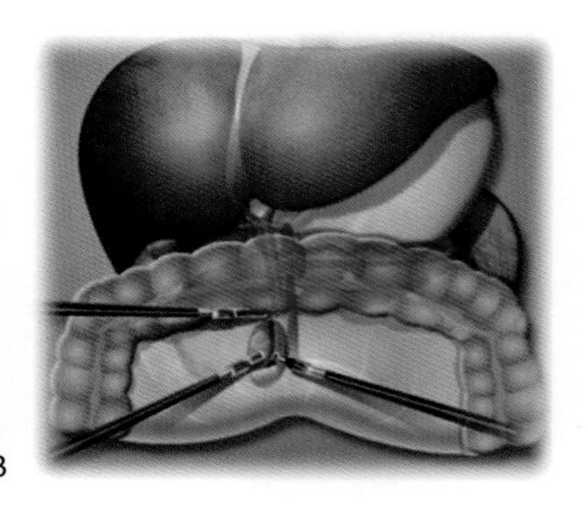

彩图 3　经“L”孔、“R”孔入路的胰腺手术

A.“L”孔入路的胃肠吻合术；B.“R”孔入路暴露胰腺钩突

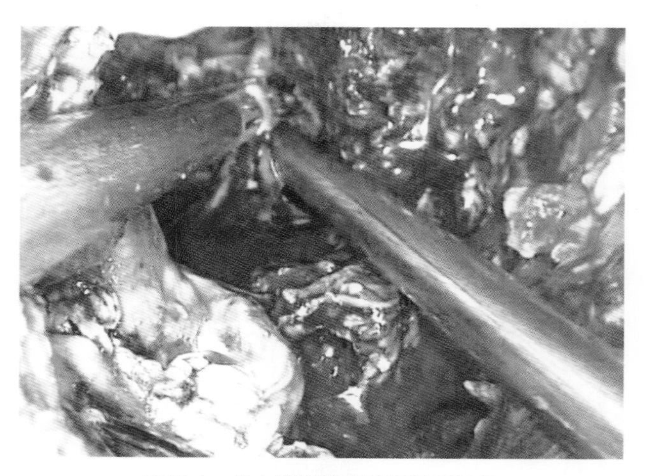

彩图 4　术中清除胰腺周围坏死组织

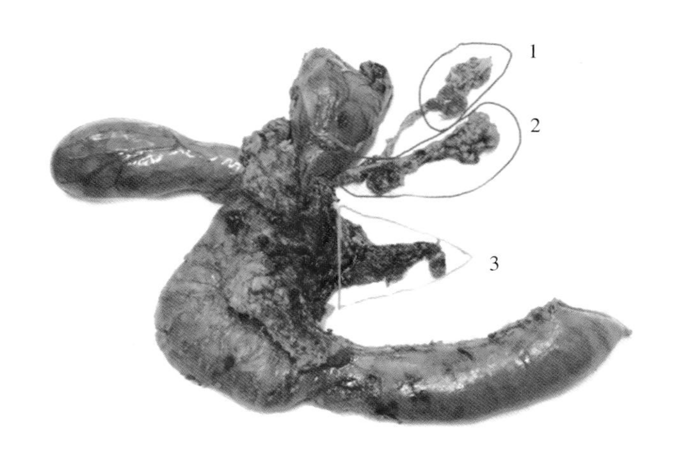

彩图 5　**胰十二指肠整块切除**

1. 小网膜囊，5 组淋巴结；2.8a、9、12a 组淋巴结；3.12p、9、14、16 组淋巴结

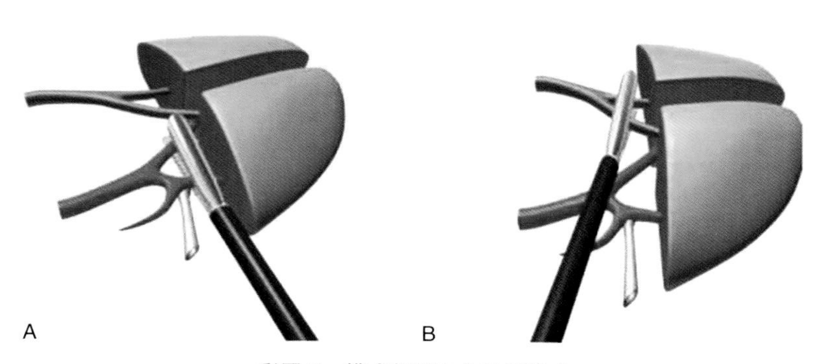

彩图 6　**模式化肝左外叶切除术**

A. 离断入肝血流；B. 离断出肝血流